Veröffentlichungen aus der
Forschungsstelle für Theoretische Pathologie

(Professor Dr. med. Dr. phil. Dr. med. h. c. H. Schipperges)

der Heidelberger Akademie der Wissenschaften

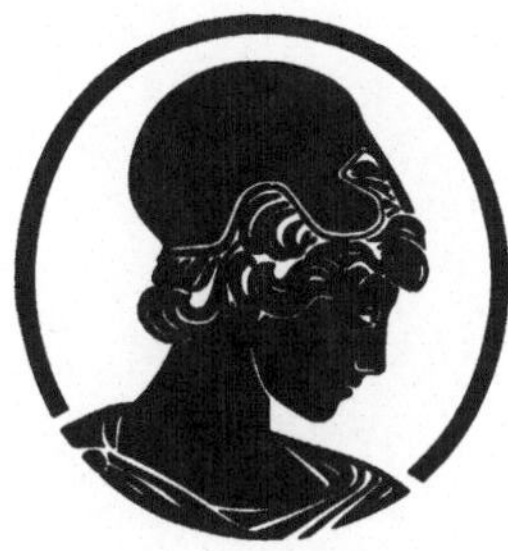

H. Schipperges

Arzt im Purpur

Grundzüge einer Krankheitslehre
bei Petrus Hispanus (ca. 1210 bis 1277)

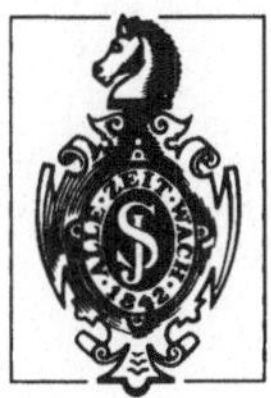

Springer-Verlag

Berlin Heidelberg New York
London Paris Tokyo
Hong Kong Barcelona
Budapest

em. Prof. Dr. Dr. Dr. h. c. Heinrich Schipperges
Institut für Geschichte der Medizin
der Universität Heidelberg
Im Neuenheimer Feld 368
D-69120 Heidelberg

ISBN-13:978-3-642-85108-7

Die Deutsche Bibliothek – CIP-Einheitsaufnahme
Schipperges, Heinrich:
Arzt im Purpur: Grundzüge einer Krankheitslehre bei Petrus Hispanus (ca. 1210 bis 1277)/
H. Schipperges. – Berlin; Heidelberg; New York; London; Paris; Tokyo; Hong Kong; Barcelona;
Budapest: Springer, 1994
(Veröffentlichungen aus der Forschungsstelle für Theoretische Pathologie der Heidelberger
Akademie der Wissenschaften)
ISBN-13:978-3-642-85108-7   e-ISBN-13:978-3-642-85107-0
DOI: 10.1007/978-3-642-85107-0

Satz: Ulrich Kunkel Textservice, Reichartshausen
SPIN: 10090366   25/3140-543210 - Printed on acid-free paper

Inhaltsverzeichnis

Abkürzungsschlüssel

Cod. 1877 = Codex Matritensis 1877, Biblioteca National:
Petri Hispani Opera Medica (s. XIII).

Sc. = Scientia libri de anima. Ed. M. Alonso.
Obras filosóficas I. Madrid 1941, 2. ed. 1961.

Com. = Comentario al „De anima" de Aristoteles.
Ed. M. Alonso. Obras filosóficas II. Madrid 1944.

Exp. = Expositio in librum de anima. Ed. M. Alonso.
Obras filosóficas III. Madrid 1952.

Long. = Liber de longitudine et brevitate vite.
In: Obras filosóficas III, Madrid 1952, p. 403–490.

Dion. = Exposição sobre os livros do beato Dionisio
Areopagita. Ed. M. Alonso. Lisboa 1957.

Op. Ys. = Omnia opera Ysaac. Lyon 1515.

Einführung

In der vierten Himmelssphäre seiner „Göttlichen Komödie" stellt Dante Alighieri eine Zwölfergruppe von scholastischen Gelehrten vor, welche die christliche Wissenschaft des frühen Abendlandes und hohen Mittelalters zu repräsentieren haben. Angeführt wird die Reihe von Bonaventura, dem illustren Feuerkopf des jungen Franziskanerordens und einem „zweiten Augustinus". In seinem Gefolge erblickt man Hrabanus Maurus, den ehrwürdigen Erzbischof von Mainz und vorbildlichen „praeceptor Germaniae", ferner Anselm von Canterbury, den geistreichen Metaphysiker der Frühscholastik, den Pariser Mystiker Hugo von Sankt Viktor wie auch Joachim von Fiore, den prophetischen Abt von Kalabrien, der soeben nach einem Zeitalter des Vaters und einer Weltepoche des Sohnes das „Dritte Reich" des Geistes verkündet hatte.

In ihre Reihe nun tritt ein Mann, den Dante als „Pietro Ispano" einführt und mit jenen „dodici libelli" vorstellt, unter denen wir die zwölf Bücher seiner Logik zu verstehen haben, die diesen „spanischen Peter" zum bedeutendsten abendländischen Logiker bis auf Kant werden ließen.

Mit Petrus Hispanus haben wir in der Tat eine der faszinierendsten Gestalten des hohen und ausgehenden Mittelalters vor uns, obschon dieser Mann wie kein anderer „der große Unbekannte" des Abendlandes geblieben ist. Als scholastischer Gelehrter gleicherweise hervorragend wie als ärztlicher Praktiker, als Kirchenpolitiker stets bemüht, die Gleichgewichtigkeit zwischen den „spiritualia" und den „temporalia" zu halten, tritt diese Gestalt erst in unseren Tagen heraus aus dem Dunkel der Archive und stellt sich mit einem Werk vor, das gleicherweise die theoretischen „problemata" wie die praktischen „experimenta" berücksichtigt, um mit ihnen – die Praxis mit der Theorie krönend – eine neue „Summa medicinae" vorzustellen.

Dieser große Arzt, der als einziger Mediziner den päpstlichen Stuhl bestiegen hat, ist den Medizinhistorikern bis zum Tage fremd geblieben, obschon doch ein so gründlicher Kenner der mittelalterlichen Handschriften wie der Mediävist Martin Grabmann ihn für den „bedeutendsten Mediziner des gesamten Mittelalters" gehalten hat.

Nun haben wir uns viel zu leicht daran gewöhnt, das Mittelalter als jene „mittlere Zeit" zwischen einer verdämmernden Antike und dem Morgenrot einer beginnenden Renaissance zu erleben, einer neuen Zeit auch in der Medizin, die mit Vesals Entdeckung der menschlichen Anatomie zu ihrem entscheidenden Durchbruch kam, die mit der Entdeckung des Blutkreislaufs durch William Harvey erstmals zu physiologischen Experimenten befähigt wurde und die über die Organlehre eines Morgagni und die Zellentheorie Rudolf Virchows zur endgültigen Konzeption einer naturwissenschaftlich orientierten Heilkunde gelangte. Nur zaghaft und unter großen Erschütterungen findet die moderne Wissenschaftsgeschichte wieder zurück zu den Konzeptionen vorsokratischer Naturphilosophie, zur vermittelnden Synopsis der längst nicht gewürdigten arabischen Scholastik, zu einer Entdeckung der Natur und des Menschen auch im „finsteren Mittelalter".

Unter dieser neuen wissenschaftshistorischen Optik tritt nun Petrus Hispanus mit seiner noch ganz und gar kosmologisch orientierten Anthropologie, welche die Weltkunde wie die Seelenkunde umgreift, in unser Bewußtsein, und im Zentrum seiner Lehre von Welt und Mensch steht eine höchst originelle Krankheitslehre, die Physiologie und Pathologie gleicherweise vertritt, und die in vorliegender Untersuchung das eigentliche Thema sein sollte.

Petrus Hispanus war nicht zuletzt einer der großen Meister in der Methodik, mit der Rangordnung der Stoffe über den Stufenbau der Natur einen Kosmos des Wissens zu bieten. Seinen Zeitgenossen galt er bereits als „medicus celeberrimus" und als „summus medicorum monarcha". In seiner Kirchengeschichte rühmt Ptolemaeus Lucensis die Allgemeinbildung dieses Gelehrten in allen Disziplinen, „und vor allen Dingen in der Medizin". Er selber stellt sich im Explicit seines „Liber de anima" vor als „Petrus Hispanus Portugalensis", als ein Lehrer der freien Künste (liberalium artium doctor) und Lenker philosophischen Höhenflugs (philosophice sublimitatis gubernator) sowie als Zierde der medizinischen Fakultät (medicinalis facultatis decor) – wobei manche Interpreten statt „decor" auch „doctor" gelesen haben!

Kein eigenständiger Geist im modernen Sinne stellt sich damit vor Augen, wie wir sie von den großen Humanisten der Renaissance kennen und erwarten, sondern eher ein Bewahrer der Tradition, ein Vermittler des zeitgenössischen Wissens, ein Repräsentant der scholastischen Gelehrsamkeit, der in souveräner Manier mit allen Bereichen des Denkens, Wissens und Handelns umzugehen weiß.

*

Wir konzentrieren uns mit unserer Studie auf die Krankheitslehre des Petrus Hispanus, ein nur scheinbar abgegrenztes Fachgebiet der Medizin, das indes – wie wir darzulegen versuchen – prägende Wirkung nahm auf alle Gegenstände der Biologie, der Philosophie und nicht zuletzt auch auf die theologischen Systeme der Zeit. Mit seinem Wissen um „gesund" und „krank" war Petrus vor allem vertraut mit dem Phänomen „Zeit", das alle Geschehnisse des Aufblühens und Abwelkens erklären sollte, einer Zeit aber auch, die einem Ziel zustrebte und die darin das Medium zu bilden hatte für die abgrundtiefe Rätselhaftigkeit einer naturhaft befristeten Existenz.

1 Leben und Werk

Über Herkommen, Geburt und Erziehung des Petrus Hispanus liegen gesicherte Quellen nicht vor. Zwischen 1210 und 1215 als Sohn des Julianus, eines vermögenden Arztes oder Apothekers in Lissabon geboren, erfuhr er seine Grundausbildung in seiner Vaterstadt sowie im spanischen Léon. Den hochbegabten Studenten zog es rasch nach Paris, das geistige Zentrum der damaligen Welt.

In einer frühen Urkunde wird er verzeichnet als „Dominus Petrus Hispanus, dictus Petrus Juliani" (Ptolemaeus Lucensis, Hist. eccl., Muratori, Rev. Ital. Ss. XI, 1176). Seiner Heimatstadt nach wird Petrus auch als „Petrus Lusitanus", als „Petrus Ulissiponensis" oder auch als „Petrus Hispanus Portugalensis" bezeichnet. In Lissabon wird er wohl auch die dortige Domschule besucht und seine erste Ausbildung in den alle Bildung grundlegenden „Artes liberales" erfahren haben, ehe er nach Paris wechselte.

Paris galt seit dem 12. Jahrhundert als der geistige „Backofen", in welchem das Brot für die kulturellen Bedürfnisse des Abendlandes gebacken wurde. Johannes von Salisbury, der spätere Bischof von Chartres, weiß im Rückblick auf diese seine Studienstätte begeistert zu berichten: „Als ich dort die Fülle von Lebensmitteln, die Fröhlichkeit des Volkes, die Ehrfurcht vor dem Klerus, die Majestät und Glorie der ganzen Kirche und die mannigfaltige Regsamkeit der Jünger der Philosophie sah, die mich staunen machte, gleich der Jakobsleiter, deren Spitze an den Himmel rührt und auf der die Engel auf und nieder steigen –: Da erfüllte mich große Freude über diese Reise, und ich fand mich gedrängt, zu bekennen: Gewißlich ist der Herr an diesem Ort, und ich wußte es nicht. Auch das Wort des Dichters kam mir in den Sinn: Glücklich der Verbannte, dem dieser Aufenthalt gewährt wird."

Noch als Papst Johannes rühmt Petrus in einem Schreiben an den Bischof von Paris die besondere Atmosphäre dieser jungen Universität als „Quell des lebendigen Wassers, der hell wie ein Kristall aus dem Glauben an Gott und das Lamm hervorgeht" (Cod. Vat. lat. 3977, f. 170).

In Paris lehrte damals – um das Jahr 1240 – Wilhelm Shyreswood, gen. de Montibus (gest. 1249 als Kanzler zu Lincoln), von dem sein Schüler Roger Bacon sagt (Opus tertium II, 14): „Guilelmus de Shyrwode longe sapientior Alberto, nam in philosophia communi nullus major est eo." Die dankbare Bewunderung für Paris und die nachhaltige Erinnerung an diese Stadt wird verständlicher, wenn wir weiter hören, daß es damals ein Albertus Magnus war, bei dem Petrus die Naturkunde nach dem Muster des „neuen Aristoteles" erlernte, daß ihm die

Philosophie durch den oben erwähnten Magister Wilhelm Shyreswood vermittelt wurde und die Logik durch den nicht weniger berühmten Lambert von Auxerre. Nach dem Durchlaufen der Artistenfakultät wie auch der höheren Wissenschaften im „Studium generale" erwarb der junge Kleriker Petrus um das Jahr 1245 das Magisterium in der Philosophie und Medizin.

Zur Vertiefung seiner Studien begab er sich auf eine Bildungsreise nach Süditalien, wobei er auf dem Wege die berühmtesten Stätten der damaligen Heilkunde, die Schulen von Montpellier und Salerno, besuchte. Von Salerno aus hielt er enge Kontakte zum Gelehrtenkreis am Hofe Friedrichs II. von Hohenstaufen; in Palermo war er Schüler und später Kollege des Theodorus Physicus, des dortigen Hofarztes; er selber wird von den Chronisten des Hofes bereits als „professor artis medicinae" geführt.

Um das Jahr 1250, als die europäischen Universitäten ihre erste Blüte erreicht hatten, stand auch Petrus auf der Höhe seines Schaffens. Und man fragte sich unwillkürlich, warum der Magister die geistige Hochburg Paris verlassen hat, um an die italischen Hochschulen zu gehen, fragt sich, was wohl den erfolgreichen Logiker und Dialektiker veranlassen konnte, die Philosophie – wenigstens zeitweilig – mit der Medizin zu vertauschen?

Als Dozent der Medizin in Siena

Um diese Zeit, die Mitte des 13. Jahrhunderts, eröffnete Siena ein eigenes „Studium generale" und damit den vollständigen Lehrbetrieb einer alle Fakultäten umfassenden „universitas magistrorum et scholarium". Schon im Jahre 1247 wird Petrus als „physicus" an die junge Universität berufen; als „doctor in physica" wird er noch im Jahre 1261 in den Dokumenten der Stadtkasse erwähnt. Dazwischen aber liegt ein Jahrzehnt ungemein fruchtbarer literarischer Tätigkeit. Vor allem die bisher noch unveröffentlichten Schriften gestatten uns einen lebendigen Einblick in die Materialien und Formalien dieser hochscholastischen Medizin.

Der junge Medizinprofessor war dabei keineswegs auf Rosen gebettet. So mußte er seine kostbare Bibel-Handschrift veräußern, um existieren zu können. Der Verkauf dieser Bibel ist für das Jahr 1248 wie folgt dokumentiert: „Magister Petrus Yspanus, medicus, vendidit et tradidit atque dedit Fratri Bandino, priori de Ordine Fratrum heremitarum heremi de Silva de Laco, recipienti pro ipsa domo et ordine predicto, Bibliam unam, de littera grossa, in cartis pecorinis, bene miniata et in tabuli ligata, pro pretio VII lib. den. minutorum, quas ibidem, coram predictis testibus et me notario, recepit et eas confessus fuit recepisse et habuisse" (nach Stappert [1898] 430). Als späterer Papst mag er sich dieser Situation lebhaft erinnert haben, wenn seine Sorge vorzüglich auf die Studienförderung und vor allem auch auf eine wirtschaftliche Sicherung der Studenten gerichtet war: „Multos egentes studium litterarum amplectentes fovit et in beneficiis ecclesiasticis promovit" (so in päpstlichen Akten; MG SS XXII, 443).

Seine Wohnung hatte der Magister Petrus – unterhalb des Dombezirks – im Stadtteil Vallepiatta, das eher als ein Armenviertel galt. Vielleicht hat er hier seine ersten Anregungen zu seinem wohl bekanntesten Werk, zum „Thesaurus pauperum", dem „Schatz der Armen", empfangen, einer „a capite ad calcem" geordneten Rezeptesammlung, über die wir später ausführlicher zu berichten haben. Unter Empfehlung an Gott, den „pater pauperum", beschwört Petrus hier schon seine Studenten, die Gegenstände der Natur so konkret wie nur möglich zu studieren: „ut studeant diligenter scire rerum naturas, complexiones, substantiam et virtutem rerum singularium". Wenn man nicht dergestalt mit dem Stoff gerungen habe, werde man als Arzt blind sein und bleiben und die sowieso geblendeten Kranken nur in die Schlucht des Todes stürzen.

*

Das medizinische Vorlesungsprogramm des Sienenser Magister Petrus läßt sich leicht rekonstruieren: Es waren in erster Linie die Stoffe der „Articella" in ihrer erweiterten Fassung, im einzelnen (handschriftlich gesichert):

- Notulae super Johannitium (= Ḥunain b. Isḥāq)
- Quaestiones de pulsibus Philareti (= Philaretos)
- Commentum in Theophili librum de urinis (= Theophilus)
- Notulae super Regimen acutorum Hippocratis (= Hippokrates)
- Glosae super tegni (= Mikrotechne des Galen)
- Quaestiones super libro de crisi et critibus diebus (= Hippokrates)
- Quaestiones super libro de dietis (= Isaac Judaeus)
- Questiones super viatico (= Constantinus Africanus)
- Quaestiones super libro de urinis (= Isaac Judaeus).

Die fortgeschrittenen Schüler hörten alsdann beim Arzt-Philosophen Petrus:

- Quaestiones super libro de animalibus Aristotelis (= Michael Scotus)
- Scientia libri de anima
- De Phlebotomia (= Aderlaßschrift)
- Diaeta (für Verwundete)
- Liber de oculis (= Ophthalmologie)
- Liber physicorum
- De formatione hominis
- De natura puerorum (= Kinderheilkunde).

Damit erschöpft sich das ärztliche Curriculum. Mit diesem Programm der „Articella" ist aber auch das fundamentale Wissen in Sachen der Natur- und der Heilkunde zusammengetragen und damit alles das, was – wie Constantinus Africanus dies formuliert hat – ein Arzt wissen soll, bevor er zu handeln beginnt (priusquam curare incipit), und das ist: die Elementenlehre und das Qualitätenschema nach antiken Mustern, das klassische Dreierschema der Heilkunde mit Diätetik, Pharmazeutik und Chirurgie, nicht zuletzt auch jene ausgewogene Krankheitslehre und Semiotik, die unser besonderes Thema werden soll.

Aufstieg auf der Kurienleiter

Aber nicht ein stilles Gelehrtendasein war diesem universell gebildeten Arztphilosophen beschieden, sondern eine von politischen und kulturellen Spannungen bewegte Öffentlichkeit, wie sie abenteuerlicher kaum gedacht werden kann. Um das Jahr 1260 hatte Ottobuono Fieschi, Graf di Lavagna (später Papst Hadrian V.) den Sienenser Medizinprofessor zu seinem Leibarzt gewählt. Petrus wird bald darauf schon die Universität Siena verlassen haben, wobei uns die Motive seines Berufswechsels ebenso unbekannt geblieben sind wie die des früheren Aufbruchs von Paris nach Italien. Als Archiater und Leibarzt beim Papst Gregor X. (1271–1276) nimmt Petrus am 14. Allgemeinen Konzil zu Lyon teil; er berät den Papst bei seinen Verhandlungen mit Rudolf von Habsburg, der 1273 zum König gewählt worden war. Im gleichen Jahre noch wird Petrus Erzbischof von Braga und 1274 Kardinalbischof von Tusculum. In dieser Funktion weist er 1274 die Nonnen von Elbora in die Regel der Zisterzienser ein.

Der Aufstieg auf der Kurienleiter scheint unaufhaltsam und ereignet sich in einem atemberaubenden Tempo. Petrus wird bald schon persönlicher Konsiliarius des ebenso einflußreichen wie ehrgeizigen Kardinals Caëtano Orsini, der 1277 als Nikolaus III. den päpstlichen Thron bestieg, nun schon als Nachfolger unseres Petrus Hispanus, der am 8. September 1276 zum Pontifex Maximus gewählt worden war, wobei er den Namen Johannes XXI. annahm.

Johannes XXI. entfaltete ein erstaunlich weitgespanntes kuriales Programm. Von neuem griff er die Unionsverhandlungen mit der orthodoxen Kirche auf, wobei eine griechische Gesandtschaft nach Rom den Papst dort schon nicht mehr unter den Lebenden fand. Über seinen Tod hinaus dauerte auch ein Streitfall zwischen Philipp III. dem Kühnen von Frankreich und Alfons X. von Kastilien, der um das Königreich Navarra ging und den Johannes vergeblich zu schlichten trachtete.

Weitblickend geplant, jedoch ohne sichtbaren Erfolg blieben auch seine Maßnahmen in der Universitätspolitik. Die arabistische Studienstiftung des Raimundus Lullus auf Mallorca wurde zwar bestätigt; auch den neuen Orden gegenüber wahrte er eine auffallend selbständige Haltung. Der Papst inaugurierte aber auch bald schon jene Aristotelesuntersuchungen an der Schule von Paris, die später unter Bischof Stephan Tempier zu den berüchtigten Aristoteles-Verboten Anlaß gaben.

Bei allen kirchenpolitischen Aktivitäten bevorzugte er persönlich – wie zeitgenössische Quellen bekunden – die stille Studierstube: „Magis oblectebatur quaestionibus scientiarum quam negotiis papatus" (Franc. Pipini Chron.; ap. Muratori, Rerum Ital. Ss IX, 723). Ähnlich heißt es: „In scientiis plus delectebatur quam omnibus reliquis in negotiis" (Ricobaldi Ferar. Hist. Pont.; ap. Muratori, 1. c. IX, 181). Wie wichtig dem Papst die eigenen Studien blieben, bezeugt der Ausbau einer kleinen Privatbibliothek an der Rückseite seines Papstpalastes zu Viterbo. An einem Maiabend des Jahres 1277 wurde der Papst hier von herabstürzendem Gemäuer verschüttet. Wenige Tage darauf starb Petrus Hispanus, der

sich gleich dem Jünger Petrus „auf die Höhe eines tiefen Meeres" gestellt sah,
wie es in einer Bulle an die Diözese Reims heißt.

Seine letzten Worte sollen gewesen sein: „Quid fiet de libello meo? Quis
complebit libellum meum?" (Sifridi de Balnhusin Comp. hist.; Pertz, MG
SS XXV, 708). Welches Buch wohl damit gemeint sein könnte – wir wissen es
nicht. Vollendet worden ist jedenfalls kaum etwas von den so großartigen Konzeptionen dieses universalen Geistes. Wir haben uns mit den Entwürfen zu begnügen!

*

Gerne würden wir unseren Lesern auch ein Porträt dieses ungewöhnlichen Gelehrten vorstellen; doch hier versagt das Bildmaterial. Es gab zwar ein Gemälde
in der römischen Basilika von St. Paul, das indes 1823 durch einen Brand zerstört wurde. Es zeigte den jungen Magister, bartlos und mit unbedecktem Haupte,
Wind im Haar und den Blick in die Ferne gerichtet.

Es kann jedoch ebensowenig historischen Wert beanspruchen wie jenes andere
Bild, das einen alten Weisen mit wallendem Bart darstellt, oder auch der etwas
einfältige Holzschnitt eines frühen Druckes. Medaillen der Päpste und Abbildun-
gen auf Grabmälern gibt es erst seit Papst Martin V. (1417–1431), und so müssen
wir wohl sein Porträt auf anderem Wege suchen. Dafür aber stehen uns hinrei-
chend Quellen erster Hand zur Verfügung zu Werk und Wirkung des Petrus
Hispanus.

2 Werk und Wirkung

Das medizinische Gesamtwerk des Petrus Hispanus, der bereits dem Mittelalter als „summus medicorum monarcha" galt, ist bereits im „Herbst des Mittelalters" in Vergessenheit geraten. Was die Jahrhunderte überdauert hat, sind lediglich die hochgeachteten „Summulae logicales" sowie ein eher zweitrangiges Rezeptbuch, der schon erwähnte „Thesaurus pauperum".

Erst in unseren Tagen ist eine Ausdeutung des Gesamtwerkes in Fluß gekommen, vor allem seit P. Manuel Alonso (ab 1941) die großen Textausgaben zur „De anima"-Tradition vorgelegt hat. Im Explicit der ältesten und originellsten dieser Fassungen, der „Scientia libri de anima", stellt sich Petrus Hispanus Portugalensis vor als „liberalium artium doctor", als „philosophice sublimitatis gubernator", aber auch als „medicinalis facultatis decor" (oder „doctor"). Wie in seinen anderen Schriften, die „den Einfluß der aristotelisch-arabischen Philosophie in großem Ausmaße" zeigen, greift Petrus auch in diesem Werk auf seine medizinischen Kompetenzen zurück.

Getragen ist dieses Schrifttum von jener großartigen Konzeption einer Assimilation der aristotelischen Enzyklopädie, wie sie seit Boethius stets den weitschauenden Geistern des Abendlandes vorgeschwebt hatte, wie sie von den Gelehrten der Übersetzerschule von Toledo realisiert wurde und neben und vor Albertus Magnus und Thomas von Aquin auch Petrus Hispanus maßgebend beeinflußt hat. Dieses Gesamtwerk des Aristoteles ist es, das den Petrus nicht nur zu einem führenden Logiker, sondern – wie Grabmann betonte – auch zum bedeutendsten Mediziner des Mittelalters gemacht hat.

Diese Vermutung wird noch verstärkt, wenn man die Schätze einer zweiten, noch längst nicht erschlossenen Handschrift hinzunimmt, die „Opera Medica Petri Hispani" im Cod. lat. 1877 BN Madrid (s. XIII), die in der Form einer erweiterten „Articella" nicht nur die Lehr- und Prüfungsstoffe des späteren Mittelalters aus griechisch-arabischen Quellen enthält, sondern auch im Duktus freizügiger Quaestionen die erste uns bekannte Kommentierung der Tierbücher des Aristoteles in der arabischen Fassung nach der Übersetzung des Michael Scotus bringt. Wenn von den Grundzügen einer scholastischen Krankheitslehre gehandelt werden soll, muß diese wichtige Quelle, in der wir eine „Summa anthropologica" zu erblicken haben, in den Mittelpunkt gestellt werden.

Wie andere weitsichtige Geister des Abendlandes, wie am Ausgang der Antike bereits Boethius, wie in der frühen Schule von Toledo der Archidiakon Dominicus Gundissalinus, wie vor allem Albertus Magnus, hat auch Petrus Hispanus auf die Enzyklopädie des Aristoteles zurückgegriffen, die sich von den logischen Fundamenten aus über die Realien einer Physik auf alle Bereiche der Ethik und Ökonomik verbreitet hatte.

In jungen Jahren war Petrus nach Paris gezogen, um die neue Logik des Aristoteles, das komplette „Organon", zu studieren, damals die aktuellste Wissenschaft, die das ganze 13. Jahrhundert in Atem zu halten vermochte. Vermutlich in Siena, vielleicht schon in Paris, schrieb Petrus seine „Summulae logicales" in zwölf Büchern, eine zusammenhängende kritische Analyse der Sprache. Früh schon auch ins Griechische übersetzt, blieb diese Logik für Jahrhunderte ein Grundbuch, das einen Luther und Melanchthon ebenso beschäftigt hat wie die Systematiker des 18. Jahrhunderts und damit die Lehrer von Immanuel Kant.

Gehen wir in einer ersten kritischen Übersicht den einzelnen Werken einmal gesondert nach!*

Summulae logicales

In den „Summulae" wird in geradezu klassischer Weise auch die Dialektik formuliert, die uns einen unmittelbaren Zugang in die naturphilosophische Thematik, die „summa naturalis", gewährt: „Dialectica est ars artium, scientia scientiarum, ad omnium methodorum principia viam habens; sola enim dialectica probabiliter disputat de principiis omnium aliarum scientiarum, et ideo in acquisitione omnium aliarum scientiarum dialectica debet esse prior" (Summulae, § 2).

Martin Grabmann (1956, S. 247) nennt die „Summulae" „ das einflußreichste Lehrbuch der Logik, das es je gegeben hat". Scholz (Philos. Jb. 56 [1946] 111) findet in ihnen zum ersten Male „eine zusammenhängende planmäßige logische Analyse der Sprache", eine Analyse der Art, wie sie uns erst in Bolzanos Wissenschaftslehre wieder begegne (zu Ausgaben vgl. Geyer [1937]; Mullalay [1945]; Bocheński [1947]; de Rijk [1972]).

Vor diesem formalen Hintergrund erst heben sich die gewaltigen Bücher „Über die Seele" ab, die in den letzten dreißig Jahren in drei voluminösen Textbänden ediert wurden. Der Titel „De anima" meint dabei alles andere als eine Psychologie im kartesianischen „Seelen"-Verständnis; er bringt vielmehr in ausgewogener Systematik alle Elemente der physiologischen Naturüberlieferung. Für Petrus ist daher diese Wissenschaft das Hauptstück im Stufenbau der Natur und ihre „pars nobilissima", der Gipfel unseres Wissens um die realen Dinge.

---

* Bibliographische Nachweise der „Opera Petri Hispani" – geordnet nach Handschriften und Editionen – finden sich in: Pedro Hispano, Scientia libri de anima, Ed. M. Alonso, Barcelona 1961, S. XI–XXII.

De anima

An handschriftlichen Quellen und brauchbaren Editionen liegen vor:

1. Scientia libri de anima (= Sc.) (nach Cod. Matrit. 3314; ed. 1941; 2. Ed. 1962).
2. Quaestiones in librum de anima (= Com.) (nach Codex Krakau, 726; Ed. 1944).
3. Expositio in librum de anima (= Expos.) (nach Cod. Matrit. 3314; Ed. 1952).

Als eine Art Appendix zu den „De anima"-Schriften finden wir die „Parva Naturalia", ein wahrscheinlich erst von den Arabern geprägtes Schriften-Korpus, das erstmals geschlossen bei dem Thomas-Schüler Aegidius Colonna erscheint (vgl. Rhein. Museum 24 [1869] 81).

Opera Medica

Die breiteste handschriftliche Basis des medizinischen Schrifttums bietet der Codex 1877 der Madrider Nationalbibliothek aus dem 13. Jahrhundert. Der Einband des voluminösen Manuskripts trägt den Titel „Petri Hispani Opera Medica" (Titel und Einband vermutlich aus dem 17. Jahrhundert stammend). In der Form der schulmäßigen Quaestiones-Literatur bringt die Handschrift auf 290 Folioseiten in zwei Kolumnen die wichtigsten Schultexte, wie sie von Petrus Hispanus zwischen 1250 und 1260 an der jungen Universität zu Siena vorgetragen worden waren. Gehen wir den einzelnen Traktaten gesondert nach!

Isagoge Johannitii
(Cod. 1877, f. 1^r–47^v)

Die „quaestio prima" beginnt mit der Definition der Medizin und ihrer Gliederung. Der Traktat bringt im einzelnen die „Res naturales" (Elementa, Compositiones, Gradus, Qualitates, Colores, Aetates) wie auch die „Res non naturales". Wichtig für unser Thema erscheint schon hier die Feststellung, daß der menschliche Körper nicht nur „resolubile" sei, sondern mehr „corruptibile" als alle anderen Körper (Cod. 1877, f. 24^r: Sicut dicit calcidius in thimeo, quod diam auctoritate aliorum philosophorum probatur, omne compositum est resolubile in ea, ex quibus componitur).

Ars parva Galeni
(Cod. 1877, f. 48^r–109^r)

Die „Kleine Kunst" nach Galen behandelt eine Ätiologie (De causis), die Symptomatologie (De signis) sowie die therapeutischen Maßnahmen (De ordinatione). Der Text schließt auf f. 109ʳ: „Expliciunt glose supra tegni galieni a magistro petro yspano edite."

Es folgen das „Regimen acutorum Hippocratis" (Cod. 1877, f. 110ʳ–123ᵛ) mit dem Explicit (Cod. 1877, f. 123ᵛ: „Expliciunt notule magistri petri hyspani super regimen acutorum"), ferner die „Prognostica Hippocratis" (Cod. 1877, 124ʳ–141ᵛ), das „Viaticum" (Cod. 1877, f. 142ʳ–205ʳ), wobei es sich um das „Viaticum" des Abu Gazzar Ahmad in der Fassung des Constantinus Africanus handelt, wie das Explicit ausweist im Cod. 1877, f. 205ʳ: „Sed hec de questionibus supra viaticum secundum magistrum petrum hyspanum ad presens sufficiant. deo gracias amen. Expliciunt questiones supra viaticum secundum magistrum petrum hyspanum. deo gracias amen" (= Viaticum des Abū Ǧazzār Ahmād in der Fassung des Constantinus Africanus).

Es folgen der Articella-Tradition nach die Traktate „Super diaetas universales et particulares" (Cod. 1877, f. 206ʳ–243ᵛ) nach Isaac Judaeus (Isḥāq al-Isrāʾīlī) sowie der vielbenutzte „Liber urinarum" (Cod. 1877, f. 244ʳ–247ʳ) mit dem die Dreigliederung der Medizin charakterisierenden Incipit: „Signorum quedam sana, quedam egra et quedam neutra . . ." (f. 244ʳ). Was den Kommentar des Petrus zum Urin-Traktat des Isaac Judaeus angeht, so liegen insgesamt drei verschiedene Fassungen vor: Während die Madrider Handschrift nur 7 Folioseiten enthält, bringt der Codex Cusanus 306 (s. XIII/XIV) 26 Seiten. Im Frühdruck der „Opera Ysaac" (1515) hingegen finden wir 95 Folioseiten.

Erwähnt seien noch die „Parva Medicinalia" (Cod. 1877, f. 248ʳ–255ʳ), die in der Schultradition eine große Rolle spielten, im einzelnen die Traktate „De crisi et de critibus diebus Galeni", „De dolore", „De motu cordis" und „De pulsibus Philareti".

Was schließlich den Kommentar des Petrus Hispanus zu „De animalibus" angeht, so muß berücksichtigt werden, daß die authentische Fassung nicht – wie bisher angenommen – im Cod. Matr. 1877 zu finden ist, sondern im Cod. G. 4853 der Nationalbibliothek von Florenz (Cruz Pontes, Pedro Hispano [1964] 248), den wir bei unserer Untersuchung nicht berücksichtigen konnten.

Als eigene Literaturgattung im medizinischen Korpus muß der „Liber de oculo" gewertet werden. Dieses sein Grundwerk über die Physiologie, Pathologie und Therapie des Auges führt in den Handschriften verschiedene Titel wie: „De passione oculorum" (Cod. Vindeb. 96, f. 16ʳ–20ᵛ), „De morbis oculorum" (Cod. Vindeb. 187, f. 55–59), "De oculorum passionibus eorumque curis" (Cod. Vindeb. 5305, f. 35–46), „Secretum de oculis" (Cod. Paris, BN 7521) oder auch „Breviarium de egritudinibus oculorum et curis" (Cod. Monac. 40 [s. XIV], f. 111ᵛ ss.). Eine systematische Übersicht über 28 Handschriften findet sich bei Berger (1899) XXX–XXXVI.

In „De morbis oculorum" (Ed. Berger, 1899) tritt Petrus auf als „magister petrus yspanus artis medicae professor minimus medicorum veritatis indagator". Er beruft sich in seinem Traktat auf seinen Lehrer Theodorus, den er „magister meus theodorus, medicus imperatoris" nennt. Entstanden sei seine Schrift auf Bitten seines Schülers Fabianus (fabianus, scil. salernitanus).

Diätetische Schriften

Nur erwähnt seien in dieser Werksübersicht die Schriften des Petrus zur Hygiene und Diätetik, zumal sie in unserem therapeutischen Teil eine dominierende Rolle spielen werden. Bekannt, wenn auch keineswegs ausgewertet, sind folgende handschriftlich gesicherten Texte:

- „Epistola ad imperatorem Fridericum" (Cod. Trevir. 1005 [s. XIV], f. 46ʳ ss.; Cod. Paris 7466; Cod. lat. Monac. 615; Ed. Sudhoff [1915] 4–7);
- „Epistola ad imperatorem Fridericum super regimen santitatis" (Cod. Harleianus London, BM 5218);
- „Consilium de tuenda valetudine ad Blancam Francie Reginam" (vgl. Neuburger [1911] II, 369);
- „Summa de conservanda sanitate" (Mss.: London 13-A-VII; Cod. lat. Monac. 14 574; Cod. Paris 7616);
- „De causis longitudinis et brevitatis vitae" (Cod. Oxford CCC 243; Ed. Alonso [1952]).

Unechte Schriften

Der immer wieder unter den „Opera Petri Hispani" angeführte Traktat „De rebus principalibus naturarum" (Cod. Vindeb. 4751) kann aus äußeren wie inneren Kriterien nicht dem Petrus zugeschrieben werden, worauf auch Alexander Schlögel (1965) energisch hingewiesen hat. So befindet sich in diesem Text die Erde im Mittelpunkt des Alls (in medicum caeli), und zwar ausgesprochen nach dem Modell einer höheren Welt (ad similitudinem superioris sphaerae). Unter astrologischer Führung gestaltet sich auch das Fetalleben (secundum dispositionem elementorum). Über alle Kreaturen herrscht das „dominium" der „quinta essentia". Die humorale Konstitution unterliegt nämlich der Ordnung der Planeten ebenso wie der Ordnung der Elemente (dispositio humorum currit secundum dispositionem elementorum et secundum dispositionem planetarum). Nur so könne der Mensch als Mikrokosmos bezeichnet werden.

Nur so versteht sich auch die melancholische Disposition, aus welcher über den Saturn alle Übel entstehen (a saturni malitia omnia mala descendunt) – ein Gedankengang, der dem Petrus völlig fremd ist und der erst zweihundert Jahre später im neuplatonisch durchsetzten Humanismus zum Durchbruch kommt (vgl. hierzu im einzelnen mit einem imponierenden Quellenmaterial: Raymond Klibansky, Erwin Panofsky und Fritz Saxl: Saturn und Melancholie. Frankfurt 1992).

Wie wichtig bei der Frage nach der Echtheit des Schrifttums das Zurückgehen auf Quellen erster Hand ist, zeigt ein „Ordo iudicarius" im Cod. lat. g. II 15 des Escorial (s. XIII), der dem Petrus Hispanus zugeschrieben wird. In der Tat spräche hierfür der Beginn: „Incipit libellus magistri petri yspani. Super ordine iudiciorum et X temporibus cause. Ad summam notitiam consueti usus causarum quoddammodo attendendam . . ." (f. 33ʳ). Der Katalog hat den Sammelband nur flüchtig durchgemustert und dabei das Explicit übersehen, wo es auf f. 34rb heißt: „. . . et de hiis satis habes notatum. Explicit primus, incipit secundus libellus magistri m. yspani". Das Explicit des zweiten Buches erklärt dann auch den „magister m.": „Expliciunt libelli per magistrum Maranum yspanum compositi. Deo gratias" (f. 35va). Von einem Petrus Hispanus ist im ganzen Text nicht die Rede!

Zur Quellen- und Wirkungsgeschichte

Suchen wir nach dem Quellengrund dieser weitausholenden Ströme mittelalterlichen Wissens, so stoßen wir auf ein weitgespanntes, vielschichtiges Panorama: Mit Platon und Aristoteles ziehen Ideen der Vorsokratiker und Atomistiker vorüber. Genannt und erläutert werden allein in der „Scientia libri de anima": Anaxagoras, Empedokles, Demokrit, Diogenes, Heraklit, Pytharogas, Alkmaion, Hippon, Leukippos. Die Aristoteles-Kommentare des Hellenismus sind nicht weniger eingewoben als die neuplatonische Emanationslehre. Beides zieht über Avicenna und Maimonides – die arabische Medizin wie die jüdische Mystik – an die europäischen Universitäten. Aber auch die abendländische Wurzel kommt überraschend zum Aufleuchten. Traditionen um Boethius erscheinen ebenso farbkräftig wie das Denken eines Augustinus. Selbst zur scholastisch versponnenen, aber auch mystisch durchlichteten Hierarchie des Pseudo-Dionysius Areopagita hat Petrus einen eigenen Kommentar geschrieben. Zum ersten Male wird am konkreten Stoff sichtbar, wie das junge griechisch-arabische Wissen der Schule von Toledo mit der ausgereiften Scholastik von Paris verknüpft wird. Zwei Jahrtausende geistiger Überlieferung sind hier zu einer vielstrahligen Kristallisation gekommen.

„Es ist merkwürdig," – schreibt Grabmann (1931) – „daß gerade Petrus Hispanus, in dessen Schriften die aristotelische und arabische Philosophie besonders Avicennas ein so starkes Echo gefunden hat, später als Papst Johannes XXI. den Pariser Bischof Stephan Tempier zum Erlaß des Verurteilungsdekretes vom Jahre 1277 veranlaßt hat, welches ja nicht bloß den averroistischen Aristotelismus, sondern auch die Hauptsätze des thomistischen Aristotelismus verworfen hat" (Grabmann [1931] 34).

Was den von uns hauptsächlich benutzten „Codex 1877 Matritensis" angeht, so kommt Martin Grabmann (1936) zu dem zusammenfassenden Urteil: „Eine Fülle rein philosophischer Darlegungen über Wissenschaftslehre, über erkenntnistheoretische Probleme lassen auch hier den engen Bund der Medizin und Naturwissenschaft mit der Philosophie in Erscheinung treten" (MAG II, 127). Und schon früher: „Die Stellung des Petrus de Hibernia im Geistesleben des 13. Jahrhunderts ist trefflich dadurch illustriert, daß in der Erfurter Handschrift seine Disputation, mit medizinischen Glossen, mit einer Abhandlung über das Licht und mit der Schrift de motu cordis Alfreds von Sareshel vereinigt ist" (Grabmann [1931] 357).

Ähnlich urteilt Manuel Alonso (1957), wenn er bemerkt: Der Philosoph Petrus erscheint jederzeit aufs beste mit der medizinischen Literatur vertraut, der Mediziner Petrus begegnet uns auf Schritt und Tritt als glänzender Kenner philosophischer Probleme. Martin Grabmann war denn auch der Ansicht, daß Petrus „nicht bloß ein maßgebender Logiker, sondern auch der vielleicht bedeutendste Mediziner des Mittelalters gewesen" sei (Grabmann [1956] 252). Er zählt nicht von ungefähr den Magister Petrus „zu den bedeutendsten und markantesten Persönlichkeiten der Artistenfakultät" (Grabmann MAG [1936] II, 28).

*

Soweit der Überblick über die Handschriften und die gedruckten Werke! Die größte Überraschung in diesem Lebenswerk aber hat uns zweifellos jener Schriftenkreis zu bieten, der bis zum Tage noch unveröffentlicht in der Madrider Handschrift des 13. Jahrhunderts, dem Codex latinus 1877, ruht und dem ein späterer Einband den Titel „Opera Medica Petri Hispani" gab. Hier finden wir in imponierender Geschlossenheit jene Stufenordnung des Denkens, die uns – über eine Rangordnung der Realien – den Schichtenbau der Natur vermittelt: eine ganze Welt!

Bevor wir uns jedoch diesem Stufenbau der Natur – und der darin eingelagerten Krankheitslehre – des Petrus zuwenden, wären wir gut beraten, wenn wir uns zunächst einmal ausschließlich vom formalen Aspekt aus in das methodologische Spektrum des scholastischen Denkens vertiefen würden. Hier in erster Linie werden wir Aufschluß zu erwarten haben über die Möglichkeiten und auch Grenzen einer solchen hochmittelalterlichen „Summa medicinae".

3 Methodologisches Intermezzo

Durch das gesamte Werk des Petrus Hispanus zieht sich die Gleichgewichtigkeit der beiden methodologischen Säulen der Medizin, die als „ratio" und „experimentum" bezeichnet werden, wobei Experiment zunächst nichts anderes besagt als die lebendige Erfahrung in einem konkreten Sachbereich. Nach diesem methodischen Faden erteilt Petrus den traditionellen Fächern im Haus der Heilkunde ihre Rangordnung: eine fundamentale Diätetik im Sinne einer Lebensstilisierung, eine sich weit differenzierende Materia Medica, den Heilmittelschatz, dem schließlich der Eingriff mit dem Messer, die Chirurgie, als eine letzte Heilungsmöglichkeit folgt.

Der Praxis vorgelagert sind die Unterrichtstexte zur Physiologie und Pathologie, mit zahlreichen Notulae und Glossae, mit immer neuen Varianten an Quaestiones und Expositiones. Dabei ist das didaktische Modell der Scholastik auch in den medizinischen und naturkundlichen Texten unverkennbar.

Jedes Problem wird zunächst eingeleitet mit der artikulierten Fragestellung (quaeritur utrum), der dann sogleich ein alternativer Standpunkt (ad oppositum dicendum est) beigegeben wird. Es folgen die Gegeneinwände (nos autem dicimus), die Punkt für Punkt (ad quartum . . . ad sextum . . .) abgehandelt werden, ehe das Problem seiner Lösung (solutio) zugeführt werden kann.

Der Inhalt der Diskussion manifestiert sich bereits in der Fragestellung. Jede „quaestio" trägt in sich ihr „pro" und „contra". Vor der Lösung (solutio) liegt die Analyse (distinctio), die schon eine Rangordnung der Fragen bedingt.

Natürlich liegt in diesem Vorgehen auch die Gefahr, ein bloß dialektisches Spiel zu betreiben und im technischen Modus zu erstarren. Verfehlt wäre es aber, dies der Methode selber zur Last zu legen. Der Wein ist deshalb nicht von Übel, weil man sich an ihm berauschen kann oder weil man ihn hat sauer werden lassen. Über das Formale hinaus hat gerade Petrus Hispanus sich immer wieder an der Erfahrung orientiert, um lebendiges Wissen zu vermitteln. „Ratio et experimentum" sind hier schon die beiden Säulen der Wissenschaft, die nie mehr verlassen wurden.

Scholastik bedeutet ja dem Wortsinne nach schon nichts anderes als Schulbetrieb. Petrus bediente sich sehr bewußt all dieser rein schulmäßig tradierten Methoden, die in einem ausgewogenen Verhältnis von „Theorica et Practica" zu üben waren. Wissen (scire) und Handeln (operari) stehen dabei in einem integrierten Verbundsystem. Praxis wäre gar nicht zu denken ohne Theorie, zumal in einer Heilkunde, die von vornherein angewiesen ist auf ein Ziel ihres Eingreifens, auf das Bessern und Heilen.

Was die formale Gliederung und Durchführung angeht, so begnügen wir uns zunächst mit einer schematischen Skizze der Fragestellungen und Lösungen. Begonnen wird in der Regel mit einer Sentenz des Aristoteles (Beispiel: „Et iam narravimus dispositionem animalium"). Es folgen detaillierte Fragestellungen (Et primo queritur, utrum . . .; Secundum est de . . .; Tertio in quo . . .; Quarto in quo . . .). Der ersten Frage schließt sich jeweils eine zweite und dritte an.

Bei der Ausführung überwiegt die Argumentation (Beispiele: „Ad hoc dicendum, quod sicut dicit philosophus . . .; Aliud dicendum, quod . . .; Ad hoc dicendum secundum Avicenam, quod . . ."). Sofort folgt der Einwand (Contrarium dicit Haly . . .) oder der Einspruch (Ad oppositum est philosophus . . .).

Immer wieder kommt es hierbei zu charakteristischen „controversiae inter medicos et philosophos" (etwa: „Justo queritur de controversia inter philosophum et medicum . . ."), wobei mehrere Positionen zur Klärung herangezogen werden (Et sic loquuntur theologi . . .; Et sic loquitur medicus . . .). Immer wieder gibt Petrus aber auch seine eigene Zustimmung mit „Quod concedo". Auf diese Weise kommt es schließlich zu einer Lösung (. . . per hec satis solvitur controversia inter philosophum et medicum). So besonders eindrucksvoll im Codex 1877 (vgl. etwa f. 286va: „et sic loquitur philosophus . . . et sic loquitur medicus, qui principaliter considerat operationes"; vgl. auch f. 286rb: „Quod concedo cum philosopho").

Es ist kein Zufall, daß Petrus gerade diese prinzipielle Kontroverse zwischen dem Philosophen und dem Arzt herausstellt (Cod. 1877, f. 261ra: questio de controversia philosophi ad medicos). Häufig stößt man auch auf die Einheit von Aristoteles und Avicenna (Cod. 1877, f. 260vb: Contrarium dicunt philosophus et avicenna). Vereinzelt ist die Rede von einer grundsätzlichen Opposition der Mediziner (Cod. 1877, f. 259vb: contrarium dicunt omnes auctores medicine). Grundsätzlich bleibt Petrus dabei um die Klärung der widersprüchlichen Meinungen gerade der Philosophen bemüht (Cod. 1877, f. 257ra: Notandum tamen ad solutionem contrarietatis philosophorum . . .). Die verschiedenartigen Positionen werden oft überdeutlich akzentuiert, wenn wir etwa lesen: „et sic loquitur philosophus", und bald darauf: „et sic loquitur medicus" (Cod. 1877, f. 260ra). Differenzierter wird die Diskussion, wenn die Meinungen eines Aristoteles, Galen oder Avicenna kontrovers zur Debatte stehen. Petrus selbst entscheidet sich erst nach langem Disput, wenn er konstatiert: „Hec concedo" (so etwa Cod. 1877, f. 262vb).

Bei diesen Kontroversen erst wird uns klar, wie sehr und wie mühsam wir uns in die Dimensionen scholastischer Begrifflichkeit einzuarbeiten haben, in eine oft ins Gigantische ausgeweitete Begriffswelt mit kristallklar durchlichteten Einzelfeldern, aber auch mit aller Verworrenheit der dialektischen Gespinste, die – autonom genommen – nur zu oft wie monströs aufgebauschte Spielwerke purer Tautologie anmuten. Ihren Kristallisationskern, ihr durchgängiges Ordnungsprinzip, ihr leitendes Bezugssystem finden wir erst dann, wenn wir sie auf das

Wesen des Menschen beziehen: Alle abstrakten Begriffe werden sinnvoll erst in ihrer konkreten anthropologischen Relevanz.

Die scholastische Methode im Alltag des Schulbetriebs

Die methodologischen Auseinandersetzungen gewinnen Format und Fluidum, wenn man sie in den konkreten Alltag des Schulbetriebs hineindenkt, in dem der Magister Petrus ja zu Hause war. Halten wir uns die philosophischen Kommentare zu Aristoteles oder die medizinischen Thesen zur „Articella" vor Augen, glaubt man den scholastischen Meister selber vor sich zu sehen: im Kreise seiner Schüler oder auch Kollegen, immer wieder fragend und bohrend, bemüht um die möglichst reine Erfassung der Texte, die Argumente aufnehmend und wieder bezweifelnd, jede Meinung zu Wort und Wirkung kommen lassend, alle Stimmen aufgreifend und abwägend, um sich schließlich mit Präzision und Konsequenz für die Lösung zu entscheiden: So ist es und nicht anders! Das ist Scholastik!

Unter Scholastik verstehen wir demnach die „Schule", genauer: die scholastische Aneignung, Übertragung und Einverleibung des antiken, des orientalischen, des abendländischen Bildungsgutes, unterworfen den Prinzipien der Lehrbarkeit und Lernbarkeit, ausgetragen im sehr persönlichen Verhältnis von Meister und Schüler, beide in einem Verbund, woraus nicht zuletzt die „universitas magistrorum et discipulorum" hervorging. Nicht von ungefähr hat die Geistesgeschichte dieser Epoche den Namen „Scholastik" gegeben, worin „schole" steckt, die Muße, sich der Muße befleißigen im Denken, im Lernen, im Erwerben von Wissen, in der Schule der Erfahrenheit.

Besonders deutlich wird diese breit angelegte scholastische Dialektik im Kommentar des Petrus zu „De animalibus" des Aristoteles. Die Bücher I bis XIX der Madrider Handschrift des 13. Jahrhunderts beginnen jeweils mit der Sentenz des Aristoteles. Den einzelnen Fragen werden zunächst die Begründungen aus den Autoritäten beigegeben, es folgen dann sehr systematisch die Einwände, wobei sich innerhalb der Opposition relativ häufig die „controversia inter philosophum et medicum" eingebaut findet. Die Kontroverse unter Wendungen wie „philosophus appellat . . . medicus autem appellat" wird regelmäßig einer Lösung zugeführt, etwa in der Art: „per hec satis solvitur controversia inter philosophum et medicum".

Die kritische Differenzierung läßt sich augenscheinlich besonders gut in der Biologie durchführen, wo der Physikus von den allgemeinen Gesetzmäßigkeiten ausgeht und demgemäß mit Untersuchungen über die Prinzipien von Form und Materie zu beginnen hat, während der Biologe von den Funktionen der Lebewesen an sich ausgeht, der Arzt aber von den menschlichen Funktionen und von deren Grundelementen. Der Arzt hat demnach in allem einen anderen Aspekt als der Philosoph, weil er von der empirischen Beobachtung des Körpers herkommt; er ist der „artifex", der unmittelbar das Lebewesen aus seinen Elementen empirisch zusammenschaut. Der gebildete Naturforscher hingegen fängt bei allgemeinen Prinzipien an, bei Materie und Form, und beobachtet erst danach die allge-

meinen Operationen in den natürlichen Lebensabläufen. Aus solchen allgemeinen Prämissen heraus darf der Arzt niemals sein Urteil begründen, weil er es
immer mit den „operationes" eines Menschen zu tun hat und damit der je eigenen „complexio mixti".

Ein sehr schönes Beispiel für die Problematik der aufsteigenden Komplexität
im Biologischen, die das ständige Medium des Arztes bleibt, ist die Betrachtung
des Herzens, wo das „et sic loquitur philosophus" und das „et sic loquitur medicus" auf besonders dramatische Weise zur Konkordanz gebracht werden. Der
Philosoph will auch hier immer nur ein einziges „principium vitae" gesetzt wissen, das Herz nämlich. Der Arzt aber setzt demgegenüber empirisch vier
„membra principialia": Herz, Leber, Hirn und Geschlechtsorgane. Der Arzt als
„sensibilis artifex" hat weniger den Einfluß der Seele als die materiellen Bedingungen zu bedenken, die durch das „beneficium medicine" ja auch erhalten werden sollen. Er sieht rein empirisch die Läsion am Herzen, an der Leber, am Hirn
oder an den Geschlechtsorganen und setzt dementsprechend lokalisiert sein
Heilmittel an. Während der Philosoph die „natura universalis" betrachtet, sieht
der Arzt die „natura particularis".

Noch einmal unterscheidet Petrus zwischen dem praktizierenden Heilkünstler
(medicus) und dem ärztlichen Naturforscher (physicus), wenn er argumentiert:
„Et quare iste artifex et medicus incipiunt ab elementis, physicus autem elevatus
incipit a materia et forma" (Cod. 1877, f. 275ra). Und noch einmal: „Ad
secundum dicendum, quod iste artifex principaliter determinat de operationibus
animalium, et medicus de operationibus hominis et propter hec ab elementis incipit medicus et iste artifex, sed physicus elevatus considerat operationes communes in rebus naturalibus et propter hec incipit a principio corporis sive materia et
forma" (1. c. f. 275ra).

Ähnlich wie im biologischen Bereich werden die Unterscheidungen auch in
der Seelenkunde des Petrus Hispanus deutlich markiert. Der Arzt als der Diener
der Natur (medicus est minister) erfaßt jeweils eine besondere Heilsituation, um
von ihr ausgehend erfolgreich behandeln zu können. Daraus werden in der auch
hier wieder diskutierten „controversia inter philosophum et medicum" weitreichende Folgerungen bezogen. Während sich nämlich der Philosoph mit den Einflüssen der Geistseele (influentia anime) zu befassen hat und damit nur mit einem einzigen Lebensprinzip (tantum unum principium vite ponit), muß der Arzt
als ein „magis sensibilis artifex" weitgehende Differenzierungen anstreben, um
die Heilkräfte im einzelnen in die Hand zu bekommen und somit das „beneficium
medicine" anwenden zu können: „et medicus, qui est magis sensibilis artifex, non
consciderat influentiam anime, sed solum influentias materiales, que possunt
conservari per beneficium medicine" (Cod. 1877, f. 280ra).

Nach diesem Modus wird die gesamte Biologie und Anthropologie abgehandelt, wobei die autoritativen Repräsentanten auch in sich selbst eine immer schärfere Profilierung erfahren. So ist Aristoteles nicht nur als „philosophus" vorgestellt, sondern auch, als Verfasser des „Liber physicorum", als „physicus". Als
„theologus" ist durchweg Augustinus, als „mathematicus" in der Regel Boethius
gemeint. Ungleich schwieriger wird die Identifizierung der „medici", worunter in

der Regel die arabischen Ärzte wie Avicenna, Haly, Averroës verstanden werden, vor allem aber auch Isaac Judaeus. Und auch hier folgt bei Konkordanz wie Dissonanz stets die eigene Begründung des Petrus, etwa in der Art: „et hoc concedo cum philosopho et cum ysaac, et istas rationes pono per causam" (Op. Ys. f. 192rb).

So will es der „ordo naturalis", der die verschiedenen Aspekte in die Perspektive eines lebendigen Ganzen rückt, jeweils gesondert nach der „necessitas ordinis ad invicem". Daher heißt es abschließend: „Verum omnia hec logicus, metaphysicus et physicus considerant". Hierbei wird die Intention des „physicus" von der Funktion einer „medicina" lediglich operational abgegrenzt: „physicus pertractat virtutes, opera, obiecta, accidentia ac passiones anime", während die „medicina" eine „ars temperata" ist, welche die Funktion des Haushaltes garantiert, als „dispositio medicine" jede Alteration ausgleicht und somit in allem die „ratio medicinalis" darstellt.

Die gleiche Methodik wird von Petrus auch in rein medizinischen Kommentaren angewandt, so in den „Opera Ysaac" (1515), f. 19^{v}–20^{v}: „queritur quo modo differt via experimenti assignata a philosopho in libro posteriorum a via experimenti assignata a medicina". Hier wird auch die „medicina" augenscheinlich als wissenschaftliche Disziplin gewertet: „quae notificat ea, quae in scientia inquiruntur, et hec est medicina". Es wird im einzelnen die Frage nach dem Unterschied, dem Wesen und einer Vergleichsmöglichkeit der „via experimenti" und der „via rationis" aufgeworfen; der Weg der Erfahrung ist der induktive; er unterliegt der sinnlichen Vorstellung und zeigt sich am unmittelbaren Effekt, während die rationale Methode die Prinzipien zu bedenken hat, dem Verstand unterliegt, syllogistisch argumentiert und auf Vernunftbegründungen aus ist. Die Problematik tritt etwa deutlich bei der Frage zutage, ob ausschließlich der Mensch Erfahrungen sammeln könne, wie die Philosophie argumentiere, oder ob auch, wie Constantinus und Avicenna behaupten, Tiere auf Erfahrung aufbauen könnten; Petrus stimmt dem Argument der Ärzte zu mit der Unterscheidung, daß die Tiere ihre Erfahrung instinktiv (a natura) hätten, während der Mensch seine Erfahrung als Leistung und als Kunst (ars, confirmata ratione) vertritt.

Auf dem Wege der Erfahrung

Wir sind bei unserem methodologischen Intermezzo ausgegangen von dem Wechselspiel von „ratio" und „experimentum", das in den dialektischen Argumentationen des Petrus Hispanus eine herausragende Rolle spielt. Und wenn es bei den zur Debatte stehenden Problemen immer wieder heißt: „Quaeritur utrum" und „Ad oppositum dicendum est" oder „Nos autem dicimus" und endlich „Solutio", dann ist darin bereits auch eingeborgen die konkretere Argumentation von „Via experimenti ostendit", aber auch „Via rationis docet"; denn die Vernunft lehrt mehr als bloße Erfahrung: „quia universalior est et certificans viam experimenti". Unmittelbar einleuchtende Erfahrungen nämlich (via experimenti) wollen mit den diffizileren Aspekten der deduktiven Verstandesführung (via ra-

tionis) in Einklang gebracht werden, wobei es die Vernunft ist, der man sich der
täuschenden Erfahrung gegenüber eher anvertrauen sollte (quia universalior est
et certificans viam experimenti).

Der Weg der Erfahrung, er wird erst beglaubigt durch Vernunftgründe (Op.
Ys. f. 19ᵛ: viam experimenti rationibus esse confirmandam). Die empirische Methode glaubt sich durch rationale Kriterien absichern zu müssen. Empirie wäre
gar nicht denkbar ohne ein rationelles Fundament. Den Weg der Vernunft sichert
andererseits wieder die Erfahrung (l. c. via rationis certificans viam experimenti).
Die Vernunft will das sicherstellen, was erfahrungsmäßig erworben wurde. Vernunft garantiert geradezu die Erfahrung; sie ist aus auf die Wahrheit.

Denn wie man die Wahrheit sucht, das ist das tragende Thema aller Lehren
dieses Lehrers, dem es immer nur zu tun ist um den Menschen, um sein Wissen
und mehr noch: sein Heil! Der Mensch, das „animal perfectissimum", tritt hier in
den Mittelpunkt der Schöpfung, und er wird zum Schicksal der ganzen Schöpfung. Alle Seinsordnungen, die „gradus entium", sind zugleich Wertordnungen,
sind „gradus bonorum". Mit zunehmender Distanz von der Quelle des Seins aber
verblassen die Formen, lassen Mißbildungen erkennen und Funktionsausfälle,
lassen uns krank werden und leiden. Aus dem stufenweisen „modus deficiens"
resultiert letztlich aber auch wieder der Drang nach Rehabilitation, nach Heil-
werden. Alles Lebendige trägt so ein Verlangen nach Reife in sich, nach Ganzheit, einen „appetitus" als Motor der Vollkommenheit. Und so erscheint der
Mensch vor uns als Modell und Medium jenes Kosmos, der von oben her durchsichtig geplant, von unten her schichtenförmig aufgebaut ist, von innen her gesehen so transparent, um alle Geschöpfe in je verschiedenen Graden am Sein teil-
nehmen zu lassen.

Für alle Fragen des leibseelischen Lebens – für dieses zentrale anthropologische Thema – haben sie mitzusprechen: der Theologe, der Philosoph, der Arzt.
Der Arzt aber wendet alle nur möglichen Aspekte, die ganze „ratio essendi", an
auf den Menschen und seine leibliche Kondition, auf die „virtutes" und „opera",
auf die „obiecta" und „accidentia" und vor allem auf die „passiones" des Menschen, der so wesentlich ein „homo patiens" ist.

Teil I
Naturkunde und Weltbild

Grundzüge einer Krankheitslehre des hohen Mittelalters können nicht erwartet werden, ehe man nicht auch die Leitlinien einer scholastischen Naturkunde und ihren Einbau in das damals verbindliche Weltbild wenigstens in Umrissen zur Kenntnis genommen hat.

Das Seiende der Welt ist für den mittelalterlichen Denker durchweg „creatura" und als solches Modifikation eines Geschaffenen. Diese „creatura" bleibt in der Naturphilosophie des Petrus Hispanus auch da noch der dominierende Begriff, wo die Kosmologie und Biologie mit den Kategorien des Aristoteles erklärt werden. Somit ergibt sich in einer prinzipiellen Gegenläufigkeit der Begriffe aus der Kontingenz des Geschaffenen ein strenges Ordnungsgefüge der Abhängigkeiten: Alle Geschöpfe partizipieren verschieden am Sein und rangieren damit in verschiedenen Graden des Seienden. Von oben her durchgehend geplant, von unten aus durchlaufend gebaut, ergibt sich aus diesem Strukturgefüge jene unverwechselbare Architektur des mittelalterlichen Denkens, die auch die Naturphilosophie des Petrus Hispanus kennzeichnet.

Mit der Denkstruktur des Petrus, einer Stufenordnung des Denkens, unmittelbar verknüpft ist die Rangordnung der Realien, die zu einem Stufenbau der Natur innerhalb einer Wissenschaftstheorie führen muß. Auch hierbei ist von vornherein der Mensch das Medium, das als Integrationszentrum des Universums gesucht werden muß. Die Materialien zu diesem Schichtenbau aber liefert uns in erster Linie die aristotelische Naturphilosophie.

Jede Rehabilitierung der Naturphilosophie seitens eines Scholastikers muß uns befremdlich erscheinen, wo wir doch gewohnt sind, als die großen Epochen der Natur- und Heilkunde die naturwissenschaftlichen Eroberungen anzusehen, jene „Entdeckung der Welt und des Menschen", die in der Lage war, dem „harten Kern der Neuzeit", den Naturwissenschaften, vorzuarbeiten. Gleichwohl müssen wir mit der mittelalterlichen Kosmologie und Physiologie vertraut sein, wollen wir zu einem Verständnis von Ursache und Wesen der Krankheit bei Petrus Hispanus kommen.

1 Der Stufenbau der Natur

Beginnen wir mit jenem „Stufenbau der Natur", der für Petrus Hispanus den Untergrund aller philosophischen Spekulationen darstellt und unvermeidlich auch den Hintergrund einer „Allgemeinen Krankheitslehre" zu bilden hat.

Auf der unverrückbar einschichtigen Basis der elementaren Gegebenheiten (Meteorologica) erhebt sich eine Welt voller Leben. Während das „Vegetativum" noch eingeborgen ist in die leblose Natur, in vielerlei Hinsicht noch verborgen gehalten (occulta est), eine stumme Innenseite, die sich in aller Stille repräsentiert, kommt es mit dem „Sensitivum" zu einer machtvollen Entfaltung des Lebens, zu einer hochdifferenzierten Ausfächerung in den Organen, die in ihren Werkzeugen bereits einen Sinn des Lebendigen manifestieren. Offenkundig wird dieser Sinn aber erst im „Intellectivum", weil dieses allein sich seiner selbst bewußt wird und so das Leben sinnvoll führt.

Anorganische Natur, Pflanzenreich und Tiere tragen den Menschen als „perfectius exemplar" der Natur, jenes „ordo naturalis", der seinerseits wiederum ein kompliziertes System der Abhängigkeiten darstellt: „cognitio anime intellective dependet a sensu; sensus autem dependet a proportionibus organorum; proportiones autem organorum ab elementis" (Com. 449, 25).

Vom „nexus elementorum" aus baut sich der „ordo naturalis" Stufe um Stufe auf. Sein einfachstes biologisches Modell ist die Pflanze, ein Lebewesen, das in seiner „coagulatio fortis" souverän die „regulatio partium" garantiert und darüber hinaus eine „multiplex generatio" (Exp. III, 6). Weder Spezies noch Individuum, bildet das Pflanzenreich nur eine einzige, stabile Form des Lebendigen; es stößt das Welke ab, um sich desto üppiger aus seinem „principium productionis" zu regenerieren. Nahrung und Wachstum sind nicht gehindert durch zu starke Reize; das spärliche „humidum" dient als Gegengewicht zur „siccitas terrestris"; beide wirken jener „dissolutio corruptionis" entgegen, der die höheren Lebewesen so unheilvoll ausgesetzt sind. Ohne deren „impedimentum sensibilium" bestehen die Pflanzen in einer beachtlichen „fortitudo virtutum naturalium"; sie sind der Prototyp natürlicher Lebenskraft.

Demgegenüber ist das Tier gezeichnet durch eine Sinnlichkeit, die noch keine Freiheit, keine „deliberatio" durch die Distanzierung kennt, vielmehr ganz und gar der Umwelt verhaftet ist und daher dem Tier seine instinktive Sicherheit der Verhandlungen verleiht. Der „motus localis" ist bei den „animalia imperfecta" noch an den Ort gebunden und den Termin gefesselt, ist in der puren Aktualität wirksam: „omnia actualiter eis est". Die Emotion trägt lediglich über das organische Werkzeug an ein Ziel. Den Tieren fehlt noch jene Sinnlichkeit per Distanz (Exp. 376, 21), jene „virtus deliberativa", die erst dem Menschen zu eigen ist, der über den „appetitus intellectualis" seinem Leben Sinn schafft.

Gleichwohl ist auch der Mensch von seiner elementaren Basis her und durch alle vegetativen und animalischen Schichten hindurch als ein biologisches Phänomen zu verstehen. Er ist leibhaft mit der Welt verbunden, nährt sich aus den Fundamenten des Vegetativen und orientiert sich im Milieu des Sensitiven. Natürlicherweise bilden auch seine Lebensgesetze das Wachstum und die Zeugung; mit seiner Deliberation jedoch hängt jene Sinnlichkeit per Distanz zusammen, die seinem Leben einen Verlust an biologischer Sicherheit einträgt.

Der Mensch ist ein Mängelwesen, eine „mollis coagulatio", eine „coagulatio levis", eine „debilis coagulatio". Er ist empfänglicher geworden für die sinnlichen Eindrücke, variabler in bezug auf seine Unterhaltung, damit aber auch vulnerabel und labiler. Er hat am meisten Anlage zum Sterben. Und je mehr sein labiles Pflanzendasein kompensiert wird durch ein kompliziertes Sinnenleben, desto mehr unterwirft er sich der Spannung der Vitalprozesse und unterliegt schließlich in der Auseinandersetzung des Lebens mit dem Tode.

Der anthropologische Grund-Zug ist bereits bei dieser kosmologischen Stufenordnung vorgezeichnet und wörtlich zu nehmen: Durch die ganze Naturordnung greift dieser „Zug", ein Seinsvollzug, in welchem das Vollkommene mit jeder neuen Ordnung zunimmt und auf eine jeweils erfülltere Wirklichkeit tendiert. So ist in allem materiell Seienden latentes Leben zu finden, im Leben ein unerwachtes Empfinden, in allem Empfinden unbewußtes Erkennen. Diese Bewegung hat, was für das Verstehen dieser Anthropologie entscheidend wird, eine eindeutige Richtung und ein Ziel; daher die innere Dynamik, die allen diesen Bildern vom Seienden, in dessen Mittelpunkt der Mensch steht, innewohnt. Alle Zeichen in der Schöpfung tragen deutlich die Spur des Menschen, der keineswegs als Krone der Schöpfung gepriesen wird, sondern erst als „homo patiens", in seinem vulnerablen Unterwegssein, verstanden werden kann.

Der Mensch ist keine statische Einheit von substantialen Elementen, sei es Körper oder Seele, Leib oder Geist, er hat nur die einheitliche Vollzugsform des Existierens. Daher ist ihm das Universum nur der Form nach (intentionaliter) gegeben. Der Weg des Daseins in einem zeitlichen Bewußtsein wird ständig unterbrochen durch fehlende äußere Bedingungen oder durch den Einbruch innerer Störungen; mit der inneren Zeitlichkeit aber sind dem Menschen auch Sorge, Angst, Todeserleben bewußt geworden. Nur von diesem Punkte aus lassen sich alle Hinweise auf den Menschen als eine Klammer der Naturordnung, als Maß, Mitte und Modell der Welt verstehen. Ungemein geschlossen in seiner durchlichteten Statik steht dieses Menschenbild dynamisch in seinem Sinngehalt vor uns.

Organische Schichten und Kräfte

Ein ausgesprochener Schichtenbau des Natürlichen wird vor allem durch den Begriff der „organisatio" impliziert, der im Kommentar zu „De animalibus" aus-

führlich abgehandelt wird. Vom Wesen der Organisation her ergibt sich nicht
nur ein systematischer Stufenbau durch alle Bereiche der Natur hindurch bis in
die Spitze des Geistes, sondern ebenso systematisch auch ein weitverzweigtes Kategorialgefüge der Abhängigkeiten und Relationen, das ebenfalls im „Tierbuch"
ausführlich expliziert wird. Diese durchlaufende Strukturierung erlaubt uns, per
analogiam Vergleiche zwischen Mensch und Lebenswelt anzustellen und hieraus
zu einer verbindlichen Ordnung, zu einer „collatio viventium ad invicem" (Exp.
475, 3), zu kommen.

Zum Problem der Organisation als eines „medium in vita" wird zunächst als
Alternative angeboten: einmal die aristotelische Konzeption, wonach die Seele
ein „actum organicum corporis" ist, zum anderen die Auffassung des Avicenna,
der die organische Struktur als eine „distantia a contrarietate" verstanden hat. Petrus argumentiert mit den Autoritäten des Aristoteles und des arabischen „Fons
vitae": daß bestimmte Teile der tierischen Körper einander ähnlich seien, und er
versteht den Avicenna dahingehend, daß bestimmte Prinzipien, wie das
„calidum" und das „humidum", den Vergleichspunkt für das „medium vite" bil-
deten.

Hierbei wird abermals auf die verschiedenartigen Meinungen der Autoritäten
hingewiesen, die bei der „solutio" des Problems zu beachten seien (Cod. 1877,
f. 257^(ra); Notandum tamen ad solutionem contrarietates philosophorum, quod distantia a contrarietate est medium in comparatione . . . Calidum vero et humidum
sunt medium in vita in unione partium).

Petrus geht auch bei dieser Problemstellung – wie so häufig – von der grundsätzlich verschiedenen Perspektive aus, die der Arzt im Gegensatz zum Philosophen einzunehmen hat. Während der Arzt mit seinem empirischen Blick von den
Einzelelementen ausgeht, beruft sich der Philosoph auf die Prinzipien der Natur,
auf Materie und Form nämlich (Cod. 1877, f. 275^(ra)). Ein weiterer, grundsätzli-
cher Unterschied liegt im Blickwinkel des Philosophen, der auf die rein theore-
tisch interessierenden „operationes animalium" geht, während der Arzt
(physicus) nur auf die „operationes hominis" – auch hier wieder die anthropologische Relevanz – aus ist. Im tierischen Körper nun sind , im Gegensatz zu den
Himmelskörpern und zur Materie der intelligiblen Wesen, höhere und niedere
Elemente gemischt: „est enim quedam materia generabilis et corruptibilis"
(f. 275^(ra)).

Daraus werden insofern weittragende Konsequenzen gezogen, als einerseits
„sensus recipit elementa", andererseits aber auch „intellectus sequitur sensum",
so daß ein sich gegenseitig durchdringendes, nirgendwo isoliert zu denkendes,
überall einander dienendes Schichtengebäude inauguriert wird, eine „collatio viventium ad invicem". In bestürzender Unmittelbarkeit drängt sich der elementaren „natura compacta" die belebte Welt als eine „coagulatio debilis" auf, die eines
besonderen Prinzips der Erhaltung bedarf, ein „regens et dirigens ipsa" (Com.
499, 16: Ergo si conserventur, necesse est quod habeant aliquot regens et dirigens
ipsa).

Hier dominiert zunächst der systematische Aufbau eines „compositum mixti",
wie er in der Vorrede zu „De animalibus" zum Ausdruck kommt. Im Codex 1877

beschreibt Petrus die menschliche Organisation als eine Stufenordnung in aufsteigender Komplexität, als eine „duplex scientia ordinaria, qui incipit a compositionibus primis usque ad ultima" (f. 273ʳ). So hatte Johannitius seine Stufenordnung der Welt von den Elementen bis zum Menschen beschrieben, abermals nach einem „modus compositionis", den Petrus wie folgt zitiert: „ut ex elementis procedat ad terra nascentia ex terris nascentibus ad humores, ex humoribus ad membra consimilia et ex consimilibus ad officialia et ex hiis constituatur corpus humanum". Der menschliche Leib ist demnach eine höchst komplexe Schichtung verschiedener Stofflichkeiten unter den verschiedensten Prinzipien; er ist in der Tat ein Endokosmos.

Integrale Elemente begegnen den universalen; man kann an jeder Stelle einsteigen in dieses System und aufwärts wie abwärts darin weitergehen. So ist es zu verstehen, daß auch im Pflanzenreich bestimmte Teile den tierischen Organen gleichen, um dann im höheren Organismus zu einem „fundamentum regiminis" zu werden. Jede Naturgesetzlichkeit läuft durch die Stufenordnung, um am Menschen sinnvoll erkannt zu werden: „ut in homine, quod est perfectius exemplar, disponitur; et per ipsum in perfectis aliis, per perfecta in imperfectis, et per animalia in plantis cause omnes aut quedam secundum analogiam significantur" (Long. 463, 18). Im Menschen muß sich der ganze Bau der Natur in seiner Ordnung repräsentieren, weil er „regula vivantium" ist, das Prinzip allen natürlichen Lebens.

So überrascht es uns nicht, wenn unser natürliches Heilsverlangen auch durch die ganze Naturordnung gestillt werden kann, durch jene „potentia vegetativa", wie sie sich heilsam in Wachstum und Zeugung auswirkt, ebenso wie durch die natürlichen Grundstrukturen sinnlicher Organisation: „omne agens naturale intendit sui salvationem" (Exp. 148, 10). Alles zielt darauf hin, „ut res salvae conserventur"; alles ist nur Ton und Zeichen jener Harmonie des Universums, die in beständiger Konservation und Renovation die Erhaltung der Gesamtenergie garantiert: „ut integritas permaneat universi" (Exp. 445, 12).

Dieses energetische Grundgesetz im Universum bleibt nicht auf die Bereiche der sichtbaren Natur begrenzt. Es gilt für die gesamte „machina mundi", bestimmt die „generatio continua" ebenso wie die Natur, die als „virtus cause superioris" eine „virtus universi mundi" ist, eine Weltkraft, die das Universum integer macht und intakt hält. Selbst da, wo durch den Verfall in der Zeit, durch die Zeit als Verfallsmoment (tempus est causa corruptionis), durch die permanente Korruption – deren Gesetzlichkeiten wir unter dem Aspekt der Pathologie zu untersuchen haben –, selbst da, wo dieser Schichtenbau unausweichlich attackiert wird, ist es jene höhere Ordnung des „ordo naturalis", der als Gegenzug zur Zeit das Gleichgewicht wiederherstellt.

Mit dem Gang dieser ambivalenten Zeit in der Natur aber wird die Welt letztlich einer großartigen Wiederherstellung entgegengehen, einem „status incorruptionis" und mehr noch einer endgültigen „decoratio incorruptionis". Dieses eschatologische Moment eines Ausgleichs von Evolution und Devolution liegt nicht mehr in der Sicht des Menschen. Hier wird der Mensch geführt „ex dono factoris excelsi". Wie nämlich der Schöpfer alles aus dem Nichts schuf, so erhält

Er auch die Gleichgewichtigkeit zwischen Werden und Verfall, als Sein „privilegium", unter der unverweslichen Obhut verweslicher Kreaturen in einem „nexus constantie", um es zum Status endgültiger Beständigkeit zu geleiten.

Denn die Natur strebt ständig zu einem höheren und besseren Zustand (Cod. 1877, f. 287ra): natura semper tendit ad esse melius et nobilius et spiritualius, unde procedit subtiliando et non ingrossando). Die evolutive Kraft der Natur ist auf dem Wege zu einer Vergeistigung.

Die Erhaltung der Energie im All aber wird durch drei große Gesetzlichkeiten garantiert: im physikalischen Bereich durch die „transmutatio mutua" der Elemente, im biologischen Feld durch die „renovatio" der Säftemischung, nicht zuletzt durch die kontinuierliche „propagatio et multiplicatio seminis" (vgl. Long. 445, 13–27).

Unendlich komplex ist dieses natürliche Weltgefüge, aber auch elementar ineinander übereinstimmend: eine durchlaufende Ordnung auf Wechselseitigkeit hin (ordo ad invicem). Der Sinn einer solchen feindurchstimmten, aber labilen Organisation kann nicht allein in der vitalen Orientierung innerhalb einer Umwelt angesehen werden, er liegt nicht allein in der Differenzierung der Lebewesen nach ihrem biologischen Verhalten, er hat eine stetige Entscheidung zwischen Werten zur Voraussetzung, die unsere Welt erst zu einem verbindlichen System macht.

Gerade der verantwortliche Mensch als eine sinnenhafte Natur ist daher gegründet im Licht als seiner eigentlichen und innigsten Wurzel. Alle Natur trägt im lichten Grün die Farbe der geistigen Welt. Von daher fällt auch ein Licht auf alle Organisation und in jedes organisierte Glied, ein „Licht der Natur", das in jedem Organ noch die Verwandtschaft zum lichten Ursprung erscheinen läßt. Auch unser dumpfer Leib mit seinem Essen und Schaffen und Zeugen wurzelt in diesem lichten Keim (radix vite), der uns hält und drängt und heilt. Der funktionstüchtige Leib und die innerkosmische Lichtnatur, sie werden zu Partnern im großen Gespräch einer heilen Schöpfung. In diesem Ganzen einer transparenten Schöpfung sollte der mittelalterliche Mensch gesehen werden und nicht in den toten Buchstaben eines scholastischen Labyrinths.

Der Scholastiker Petrus Hispanus war sich denn auch nur zu gut darüber im klaren, daß er überhaupt nicht definieren, begrenzen, festlegen und in Begriffe packen könnte, wenn er nicht auch die Grenze hätte und damit das, was über uns hinausgeht, wenn er nicht das hätte, von dem aus er abheben könnte, über allen Begriff des Vernehmens, der Vernunft, hinaus, wenn er nicht gerade damit seinen Griff beherrschen würde.

Über alle noch so detaillierte Differenzierung, die uns den Reichtum der Schöpfung im Konkreten zu vermitteln vermag, waltet eine universelle Harmonie. Ohne sie würde alles zusammenbrechen. Die Harmonie ist gleichsam die vermittelnde Instanz unserer Existenz in der Welt (Sc. 494, 18: est corporis media dispositio). Sie hat Anteil an Maß und Zahl und Proportion. An ihr wird alles Wirken gemessen (l. c. 30: Set eius opera eorum regulis mensurantur). Das Suchen nach dieser Harmonie ist für Petrus geradezu das Weltgesetz alles Seienden. In diesem ausgleichenden Zusammenhang und Zusammenklang gehört auch das

Widerspiel aller Kräfte in das Bild des Ganzen. Alle Werke, alle Künste des Menschen haben den Sinn, einzufügen in die harmonische Einheit der Welt. Alles wird für den Menschen zum Gleichnis, zum Sinnbild, zum Aufruf auch, einzutauchen in den kosmischen Strom des Universums.

2 Das physiologische Grundmuster

In seinem Kommentar zu „De animalibus" betont Petrus ausdrücklich, daß alle Lebewesen hingeordnet sind auf den Menschen. Denn der Mensch überragt alle Lebewesen durch den Adel seiner Einsicht und Urteilskraft (Cod. 1877, f. 256ra: nobilitate intellectus et rationis). Über den Menschen braucht daher auch kein eigenes Buch zu handeln, kein „Tractatus de homine", weil er, der Mensch, alle Stufen der Schöpfung umfassend repräsentiert und als Mikrokosmos auch den Aufbau aller nur möglichen Wissenschaften – von der Philosophie über Ethik und Politik bis zur Theologie – in die Wege leitet. Wir beschränken uns hier auf die philosophisch orientierte Physiologie!

In den „Opera Medica" (Codex Matritensis 1877) mit ihren rund 3000 „Problemata" ist Petrus ganz gezielt von der Fragestellung ausgegangen, warum es wohl innerhalb der Systematik einer Naturwissenschaft Fächer gebe wie Mineralogie, Botanik und Zoologie, aber keine deskriptive Anthropologie (Cod. 1877, f. 19ra: Cum sit unus liber proprius de plantis, aliud de animalibus, quod non est aliquis proprius de homine). Die Antwort lautet auch hier: Der Mensch als solcher schon ist die Objektivation alles Lebendigen, und in ihm vermag sich alle Naturordnung zu spiegeln. Für ihn gibt es daher nur eine Wissenschaft, die der Kenntnis aller Lebewesen bedarf, und das ist die Medizin. Eine solche Heilkunde hat es allerdings nicht mit dem Körperbau allein und seinen natürlichen Funktionsweisen zu tun; sie berücksichtigt auch das Wesen Mensch; sie ist aus auf die innere Wahrheit der Dinge und zielt damit auf die letzte Wirklichkeit. Hat der Mensch allein doch Anteil an allem Wesen der Schöpfung und ist Teilhaber an allen Graden der Naturordnung (Com. 726, 18–23: Homo communicat cum omnibus creaturis, et cum entibus communicat in esse, cum viventibus communicat vitam, cum sensilibus communicat in sensu, cum intelligentibus communicat in intellectu. Hec autem communicatio est univoca et non equivoca, cum sit communicatio in genere substantie).

Gerade im physiologischen Bereich finden wir diese Lust an der Ausdifferenzierung bis ins Extreme, und zugleich wieder die Freude am harmonischen Einklang im Universum. Und alles das, was im All gesucht wird und was allgemein zu gelten hat, das wird nun auch im Universum des Kleinen und Konkreten, im Mikrokosmos, erwartet und gefunden. Alle Lebewesen zeigen ja eine je spezifische Differenzierung ihres Organismus, vor allem die höheren Lebewesen, und am meisten der Mensch (Sc. 28, 30: In animalibus vero major est partium speci-

fica diversitas, maxime vero in perfectis et maxime in homine). Der Mensch repräsentiert das All.

Was nun die konkrete somatische Gliederung des Organismus angeht, so wird
im theologischen Schrifttum des Petrus ausdrücklich auf die Kompetenz einer
anderen Fakultät hingewiesen (Sc. 457, 7: Membrorum autem anathomia ex alia
cognoscitur facultate). Immerhin gibt Petrus auch hier schon einen ausführlichen
Katalog der Glieder (Sc. 468, 11–20). Herausgestellt werden dabei die Hauptglieder: Herz, Leber, Hirn und Geschlechtsorgane, unter denen wiederum das Herz
die Hauptrolle spielt (l. c. 21: principalia ut cor, epar, cerebrum et testiculi, inter
que cor primum optinet principatum). Die innere Strahlkraft dieses so ungemein
reich ausgegliederten Organismus wird deutlich erst in der Lehre von den Sinneskräften.

Die Lehre von den Sinnen

Wenn auch der Mensch Anteil hat an allem Wesen der Schöpfung und in allen
geschaffenen Wesen gleichsam zu Hause ist, so ist es doch in keiner Weise die
biologische Zweckmäßigkeit allein, die uns mit einer Sinnesausstattung belehnt
hätte. Die Sinne sind vielmehr schon unsere Existenz selber, in welcher der Geist
auf das Ganze der Wirklichkeit aus ist. Mit dieser physiologischen Ausstattung
haben wir uns nun des näheren zu befassen und zunächst einmal die Hauptbe-
griffe kennenzulernen.

Die universalste Vorstellung über die Natur der Sinnenhaftigkeit entnehmen
wir ihrer Haupteigenschaft, der Affektivität, die als Sensibilität und Irritabilität
auch den natürlichen Übergang bildet zur Alterabilität und Vulnerabilität. Alle
Sinnlichkeit ist verquickt mit Lust oder Trübsal (Exp. 139, 5: omnis sensus est
cum delectatione vel tristitia). Affektivität, Reizbarkeit, Beweglichkeit, Leidens-
fähigkeit, alles das gehört mit zu einem fundamentalen Sinnen-Begriff (Exp.
163, 19: Pati et moveri omni sensui insunt). Es scheint fast, als klinge in der
Ausführung schon das Gesetz der spezifischen Sinnesenergien an, wenn Petrus
alle Sinnlichkeit von den je spezifischen Medien abhängig macht: „sensibilia per
medium extra diversificantur secundum naturas diversas mediorum" (Exp.
255, 4). Denn Sinnlichkeit geschieht „per spiritus animales, cum quibus semper
est calor naturalis" (Exp. 256, 13).

Mit den „spiritus" eng verknüpft ist ein weiteres physiologisches Begriffspaar:
der „calor naturalis" als das „fundamentum vite et operationum" und das
„humidum", der antagonistische feuchte Partner der Lebenswärme als das
„subjectum et pabulum vite". Innerhalb dieser komplexen Begrifflichkeit kommt
es zu einem physiologischen Funktionskreis, für den die „virtutes" kennzeich-
nend sind – auch hier wiederum ein höchst kompliziertes, schichtenweise wirk-
sames System der „virtutes". Es ist auch hier wieder die „virtus intellectiva", die
sich am meisten von der körperlichen Abhängigkeit zu befreien vermag und dadurch in der Lage ist, am geläuterten Erkennen teilzunehmen (Sc. 159, 32: Sed

intellectiva cum a corporali dependentia sit liberior maiorem perfectionem ac puritatem in cognitione participat).

Dem Sinnesleben hat Petrus – so hat es den Anschein – eine besondere Rolle im geistigen Existieren zugedacht. Die Differenzierung dieser Sinne erschien ihm als die Vollendung des organischen Leibes (Sc. 156, 15: differentia sensibilis perfectio corporis organici). Gerade die äußeren Sinne dienen ja nicht nur der Erhaltung des Lebens, sondern auch seiner Erleuchtung (Sc. 166, 5: experiores autem sunt necessarie propter vite conservationem et propter illustrationem); empfängt doch der Leib gerade von den Sinneskräften der Seele seine Ordnung und seinen Schutz (l. c. 8: cum ab anima sensibili regimen ac custodiam recipiat).

In seinen „Opera Medica" geht Petrus der Entstehungsweise der Sinne und damit auch der Unterscheidung in „höhere" und „niedrige" im einzelnen nach (Cod. 1877, 279ra: Quare et tactus, gustus et olfactus operantur per complexiones, visus autem et auditus per compositiones). Die Nähe des Auges zum Gehirn zeichnet dabei das Sehorgan vor allen anderen aus; es empfängt „lineariter", während das Ohr „circulariter" die Reize aufnimmt (f. 279rb). Die einzelnen „virtutes" im Sinneshaushalt werden dann nochmals ausdifferenziert, wobei die einzelnen Sinnesorgane und ihre Sinnesfunktionen im einzelnen wie folgt Revue passieren.

Vom Tasten

Unter allen Sinnesorganen erscheint das Tastgefühl am notwendigsten, weil es das Unterscheidungsvermögen besitzt, das zum Heile wie auch zum Verderben dient (Sc. 186, 2: tactus primo est necessarius propter discretionem eorum que animal salvant et corrumpunt). Gerade hier zeigt sich aber auch, daß jedes Lebewesen, das in seiner elementaren Widersprüchlichkeit aus Prinzip schon vulnerabel und passibel ist, vielfachen Leiden unterliegt (l. c. 4: Animal enim corpus ex elementis contrarietatem habentibus et ex principiis passibilibus constitutum est, et ideo multis passionibus subiacet). Nicht von ungefähr ist es das Tastgefühl, das alle Dinge, die den Leib heilen oder verderben, spürt und unterscheidet, so daß es dem körperlichen Mechanismus gleichsam wie ein Wächter beigeordnet ist (Sc. 186, 25: qui corpori tamquam machine ipsius generalis custos accomodatus est).

Unter den Sinnesfunktionen erscheint somit das Tastgefühl als der erste Sinn; seine Nerven entstammen dem Gehirn, dem sie auch ihr Vermögen entnehmen, um sich dann in vielfältigen Verzweigungen im Organismus zu verteilen (Sc. 191, 5: Nervi igitur tangibiles oriuntur a cerebro, a quo recipiunt virtutem, et ipsam toti dant corpori et ipsi in multos distinguuntur ramos diversos).

Die bereits angedeutete Wächterfunktion erscheint Petrus Hispanus besonders wichtig: Hier ist in der Tat der Takt gegeben für die Erhaltung des Lebens und seine Führung (Sc. 191, 13: Tactus autem est sensus animali propter vite conservationem attributus); hier entscheidet sich sein Gedeihen oder Verderben (l. c. 14: ut ea que eius machinam salvant atque corrumpunt, discernat). Sind die Tastnerven mit ihrem Feingefühl doch in der Lage, Nützliches und Schädliches spontan zu unterscheiden (Sc. 192, 24: ipsa iuvantia sentiunt et nociva discernunt per tactum).

Dem Tastorgan eigens zugeordnet ist das Schmerzempfinden, das zunächst umschrieben wird als sinnliches Gewahren einer widernatürlichen Sache (Sc. 197, 28: Dolor autem est sensibilis perceptio rei contrarie). Ursache des Schmerzes ist die Störung einer leiblichen Kontinuität (Sc. 199, 5: Continuitatis autem solutio est doloris causa, eo quod in ipsa partium corporis conpago dissolvitur). Auf diese Weise spürt der Tastsinn die verdorbene Beschaffenheit des Leibes und leidet (l. c. 6: sensus eius corruptionem sentiens dolet). Wird nämlich die Verbindung gestört, wird der Organismus ins Verderben gestürzt, und wo seine Einheit sich löst, wird der organische Zusammenhang aufgelöst, und so wird der Schmerz mittels des Tastvorgangs gespürt (Sc. 199, 12: Cum igitur complexio alteratur corpus corrumpitur et cum unio disiungitur, eius machina dissolvitur, et sic dolor proveniens tactu sentitur).

Wie der Schmerz (dolor) ist auch das lustvolle Vergnügen (delectatio) an den Tastvorgang gebunden (Sc. 201, 17: et dolor ac delectatio ad tactum referentur). In allen Sinnesempfindungen ist ja Schmerz und Vergnügen latent vorhanden (l. c. 31: in omni sensu est dolor et delectatio), wobei das Gleichmaß Vergnügen gewährt, das Übermaß indes Schmerzen beschert (l. c. 32: ex proportionali delectatur et ex excellenti dolet).

Im Gegensatz zur Pflanzenwelt und zum Tierreich kommt das Getast am meisten beim Menschen zur Wirkung (Sc. 202, 32: tactus in homine maxime viget). Am meisten Taktgefühl haben wir an der Hand, und hier besonders – wobei Petrus sicherlich an Avicenna gedacht hat – in den Fingerspitzen (Sc. 203, 1: et maxime in summitatibus digitorum propter earum temperiem et nervorum concursum). Nicht vergessen wird das Feingefühl an und in den Geschlechtsorganen (Sc. 203, 5: in coitu propter opus virge nervose et matricis). Je höher indes das Tastgefühl ist, desto größer auch die Neigung zu Schmerz und Vergnügen (l. c. 9: tanto in ipso maior accidit delectatio atque dolor, sicut in sensuum ordine est videre). So will es die Ordnung der Sinne!

Vom Geschmack

Geschmack und Schmecken braucht ein Lebewesen zunächst einmal, um die Nahrungsmittel unterscheiden und bewerten zu können (Sc. 204, 2: Animali vero necessarius est gustus propter differentiarum nutrimento discretionem). Dabei allein erfährt man schon, wie man zu Nützlichem angeregt, von Schädlichem abgehalten wird (l. c. 7: et sic per eius opus animal experiendo ad iuvativum excitatur et a nocivo preservatur). Hunger und Durst sind dabei die Vektoren des Genusses.

Was die vitale Leistung angeht, so ist – nach dem Tastgefühl – das Schmekken der oberste Sinn in der Ordnung der Natur (Sc. 205, 1: Post tactum vero gustus primus est in ordine nature). Beide dienen dem Leben und seiner Erhaltung (propter vitam et conservationem eius). Daher nennt man auch den Geschmack gleichsam ein Tasten (l. c. 11: unde gustus quidam tactus dicitur). Lokalisiert ist die Fähigkeit zu schmecken in den nervösen Partien der Zunge (Sc. 204, 23: Est autem gustus virtus insita nervo expanso in lingua).

Gegenstand des Geschmacks ist das Schmecken (Sc. 208, 11: Gustus vero obiectum sapor est). An Geschmacksqualitäten werden neun unterschieden (Sc. 209, 32: saporum species novem capitales). Bei dieser sinnlichen Vielfalt spielt die Harmonie im Säftehaushalt eine wichtige Rolle (Sc. 212, 10: Sicut autem tactus in homine maxime viget propter temperamentum, similiter et gustus qui est quidam tactus). Das gleiche galt ja auch schon beim Tastvermögen; das gleiche gilt für den Geruch.

Vom Geruch

Das Geruchsvermögen nimmt seinen Platz in der Mitte der fünf Sinne ein (Sc. 213, 8: Ordinatur autem in medio quinque sensuum). Lokalisiert ist es in den beiden kleinen fleischigen Hervorragungen der vorderen Hirnpartie (l. c. 18: sita in duabus carunculis in anteriore parte cerebro dispositis); es hat die Form von kleinen Warzen, welche die Düfte aufnehmen. Dem Riechvorgang selber dient die Nase und deren Atemvermögen (Sc. 214, 3: Nares autem ei deserviunt in receptione odorum et aeris et ipsorum attractione in respirantibus).

Von heilsamen Kräften der Düfte ist häufig die Rede (Sc. 217, 2: odores cerebri sanant egritudines et ipsum confortant). Man habe sogar behauptet, daß der Lebensgeist, der im Gehirn sitzt, durch Düfte ernährt und gestärkt wird (l. c. 4: spiritus animalis, qui est in cerebro, nutriri et confortari odoribus dicitur). Allzu starker Geruch freilich zerstört die materielle Substanz des Gehirns (l. c. 12: odor excellens substantiam cerebri corporaliter corrumpit).

Petrus weiß an dieser Stelle von Naturforschern zu berichten, die von wundersamen Kräften erzählen, die in manchen Lebewesen zutage treten. So vermag der Geier aus großer Entfernung noch die Nahrung zu wittern (Sc. 217, 33: multa animalia sicut vultures per odorem nutrimentum a longinqua sentiunt distantia). Auch der Weg zum gesuchten Kadaver ist für sie häufig kein anderer als das Riechen (Sc. 219, 20: non fuit ei ductor nisi odor).

Ein gesundes Geruchsvermögen ist aus dreierlei Gründen notwendig: 1. um eine entlegene Nahrung zu erkennen, und diese Fähigkeit besitzt jedes Lebewesen (Sc. 221, 9: prima est nutrimenti distantis discretio, et hec omni animali est communis); 2. um sich an der Lieblichkeit der Gerüche zu erfreuen (delectatio ex suavitate odoris propter se ipsum); 3. um den Säftehaushalt des Gehirns zu temperieren (cerebri temperamentum). Die beiden letzteren Vermögen besitzt nur der Mensch (hec due homini appropriantur).

Das Geruchsvermögen steht in vielfältiger Weise mit dem Ernährungsmodus und seinen Verdauungsphasen in Verbindung, auch wenn dies wegen der Feinheit der Geruchsfunktionen nicht immer nachgewiesen werden kann. Nachweisen aber lassen sich die Schädigungen am Geruchsorgan, die zu Rheuma führen können (Sc. 223, 3: defectus eius, quia in ipso ingenerantur reumata), besonders wenn gegen die Regeln der Lebensführung verstoßen wird (maxime cum regimen non observatur). Da aber Gerüche nun einmal lieblich, ein andermal grauslich sind, einmal überschießend, ein andermal wohltemperiert, sind sie für das Geruchsorgan einmal heilsam, ein andermal verderblich (Sc. 223, 8: Cum autem odorum quidam sint suaves, quidam horribiles, quidam excellentes, quidam temperati, hii olfactum salvant, illi autem corrumpunt). Der Geruch ist nicht nur ein höchst empfindsames passives Medium, sondern auch ein erstaunlich aktiver Vermittler.

Vom Sehen

Vom Sehen wäre zu sagen, daß es sowohl der Erhaltung des Lebens dient, wie es auch am meisten zur Erleuchtung der Seele beizutragen vermag. Das Gesicht hat einen erstaunlichen Radius, ein immenses Spektrum, insofern es mancherlei leibliche Erscheinungen erfaßt wie: Größe, Lage, Bewegung, Ruhehaltung, auch Zahlen und Figuren. Man nennt das Sehen zu Recht die Pforte der Erkenntnis (Sc. 224, 16: porta cognitionis).

Lokalisiert ist das Sehen in einem konkav gebildeten Nervenstrang, der geschaffen ist, die sichtbaren Erscheinungen aufzunehmen, und zwar in dem kristallinen Körpersaft des Augapfels mit seiner Pupille (Sc. 224, 18: visus virtus sita in nervo concavo ordinata ad apprehensionem formarum visibilium que imprimatur in humore cristallino pupille). Seinen Ursprung aber nimmt das Sehen vom Gehirn (Sc. 225, 1: necesse est visum in cerebro principium habere, set cerebrum est fundamentum generale; ergo necesse est, ut ad speciale organum a cerebro visus procedat). Der Sehnerv geht vom Gehirn aus und verzweigt sich auf zweierlei Bahnen zur Augenhöhle. Betont wird, daß beide Sehbahnen dem vorderen Hirnteil entstammen, sich im mittleren Verlauf noch einmal kreuzen, um dann das rechte bzw. linke Auge zu erreichen (Sc. 225, 12–19).

Das Auge selbst und insbesondere der Augapfel mit seiner Pupille bestehen aus einem wäßrigen, durchsichtigen Material (Sc. 226, 14: oculus igitur et maxime pupilla ex dominio materiali aque constat). Neben den drei Körperflüssigkeiten werden alsdann die sieben Augenhäute beschrieben. Um das hochempfindliche Sehorgan im Ganzen vor äußeren Einwirkungen zu schützen, ist es kreisförmig angelegt (l. c. 33: Est autem figure circularis, ut magis effugiat lesiones).

Ein besonderes Kapitel ist der Farbenbildung gewidmet, zumal sich allem Augenschein nach so vielfältige Farbunterschiede ergeben (Sc. 229, 9: coloris multi sunt gradus). Hierbei ist prinzipiell von zwei extremen Farbgebungen auszugehen: vom Weißen und vom Schwarzen. Alle anderen Farben ergeben sich aus Mischungen (l. c. 16: Sunt autem duo extremi: albus et niger, et omnes alii ex illis conmiscentur secundum diversos mixtionis modos proportionales et inproportionales). Die Farben sind Taten und Leiden des Lichts. Denn das Licht ist das Medium, in dem sich Sehen ereignet und in dem Farben zur Erscheinung kommen.

Was die Mechanik des Sehvorgangs angeht, so werden die verschiedenen Theorien der klassischen Überlieferung diskutiert. Nach Ansicht der alten Gewährsmänner soll einmal das Sehen durch die aktive Entsendung von Strahlen aus dem Auge auf die Gegenstände hin erfolgen; ein andermal soll der Lebensgeist im Gehirn gleichsam mit seinen Strahlen auf Sehbeute gehen, wobei die

Gegenstände sich willig fangen lassen. Petrus hingegen stellt sich auf einen mittleren, einen vermittelnden Standpunkt, der besagt, daß das Sehvermögen behutsam im durchsichtigen Medium des Lichtes geführt wird bis hin zu den Gegenständen, wo dann die Eindrücke geprägt werden, um sie dem Urteil der Sehkraft zu überlassen (Sc. 231, 1: set fit per actionem speciei coloris per actum luminis ducte ad effectum per medium dyaphanum ad organum transeuntis, in quo receptio eius inprimitur et virtutis offertur iuditio). Sehen ist nicht nur sinnliches Gewahren, sondern auch geistiges Werten.

Vom Hören

Zur besonderen Zierde des Erkennens ist das Gehör angeordnet worden (Sc. 232, 2: Ad cognitionis decorem auditus ordinatur); es ist gleichsam die Pforte der Gelehrsamkeit (auditus porta est doctrine). Auch das Hören nimmt seinen Ausgang vom Gehirn, das ja das Fundament aller Sinne bildet (l. c. 17: auditus a cerebro quod est sensuum fundamentum emanet).

Beschrieben wird zur Erklärung des Hörvorganges das Ohr mit seiner Ohrtrommel (tympanon) und seinen knorpligen Anhängseln (radix cartillagynosa), die vielleicht auf das Trommelfell verweisen. Die Ohrtrommel nimmt die nervösen Reize auf, die vom Gehirn kommen, und leitet die Hörempfindungen weiter (Sc. 232, 17–24). Dem Hörvorgang dient die Hörmuschel, die alle Geräusche aufnimmt, sie im Luftzug an das Innenohr (foramen interius) geleitet und weiter zu den Gehörknöcheln (in osse dicto petroso). Das Ohr braucht alle diese höchst komplizierten Faltelungen und Runzelungen, um die Umwälzungen der Luft und die klanglichen Eindrücke adäquat aufnehmen und halten zu können (Sc. 233, 1: Est autem auris auditur rugosa eo quod rugarum eius revolutiones aerem et sonorum impressiones recipiunt et retinent).

Der Gegenstand des Gehörs ist der Klang (Sc. 233, 31: Auditus vero obiectum sonus est). Ein Geräusch, ein Laut oder Ton, entsteht, wenn bestimmte körperliche Teile kollidieren oder sich wieder trennen, wobei die in Bewegung geratenen Luftschichten eine wichtige Rolle spielen (l. c. 33: Soni autem generatio ex contactu corporum collidentium vel ex eorum separatione aere intercidente procedit). Ist dabei der enge materielle Kontakt und die dabei entstehende Kollision nicht gegeben, entsteht kein Ton (Sc. 235, 6: cum igitur corpora sunt coniuncta non producunt sonum, cum non fiat eorum collisio).

Hingewiesen wird an dieser Stelle auf die emotionale Bedeutung der Klänge (Sc. 237, 21: ut tubarum sonus movet et iuvat ad subversionem hostium), auch auf die therapeutischen Einflüsse der Musik (l. c. 22: et cantus delectat animam). Erläutert werden die verschiedenen Qualitäten der Klänge (differentie sonus). Erklärt wird das Phänomen des Echos (Sc. 238, 16: Est autem echo sonus reflexus). Eingegangen wird schließlich auf die Möglichkeiten der Musik, auf Instrumente (lira, fistula) und Wiedergabe der Töne in Noten (neumata).

Eine weitere Diskussion dient der Stimmbildung und Sprachgebung, wobei wiederum verschiedene Qualitäten genannt werden (Sc. 241, 32: Vocis autem multe sunt differentie). Gefragt wird, warum der Mensch nicht unter Wasser hört (Sc. 243, 19: et ideo non audit homo in aqua) und wie die Klänge sich wohl unter stürmischen Winden verändern (l. c. 24: accidit in motus ventorum violentia). Zu Wort kommen abschließend noch mögliche Hörstörungen (l. c. 34: ab ipsorum excellentia corruptionem patitur). Soweit zu den einzelnen Sinneskräften!

*

Während aber die Seelenkräfte insgesamt im Herzen zuhause sind (Sc. 168, 20: Cum autem primum omnium virtutum domicilium sit cor), ist der Sitz der Sinneskräfte das Gehirn (l. c. 24: cerebrum sensibilium virtutum inmediatum dicatur principium). Vom Gehirn gehen denn auch die Nerven aus, die sich über den gesamten Organismus erstrecken (Sc. 169, 25: nervi qui a cerebro originem contrahentes ad omnia membra variis iterationibus diffunduntur). Es ist der Lebensgeist, der vom Gehirn durch die Nerven strömt und diese gleichsam durchstrahlt wie das Licht der Sonne durch einen Kristall (Sc. 170, 20: discurrit igitur spiritus a cerebro fluens per nervos irradians sicut sol lumen emicat per cristallum).

Aufriß einer kosmologisch orientierten Physiologie

Im Gesamtwerk des Petrus Hispanus dominieren die physiologischen wie auch die pathologischen Aspekte des Menschen als einer höchst komplex organisierten Leiblichkeit, wobei die naturalistischen Beschreibungen durchgehend von einem anthropologischen Grundbezug durchsetzt sind. Der Mensch ist und bleibt dabei die „regula viventium": Er ist in der Tat selber die Welt, ein kompletter Endokosmos und Mesokosmos – wahrhaftig der „Kosmos Anthropos".

Seine körperliche Struktur wie seine geistige Ausstattung, beide, zeichnen den Menschen als Mikrokosmos: „Sicut dicit Ysaac in libro suo de definitionibus: Philosophia est cognitio sui ipsius ab homine vel cognitio sui ex se ipso. Homo enim est compositus ex duplici substantia, corporali et spirituali" (Cod. Matr. 1877, f. 256ra).

Die physiologische Konstitution (constitutio) des Menschen ergibt sich aus folgenden sieben Prinzipien: 1. concursus elementorum (Zusammenspiel der Elemente); 2. diversitas complexionum (Vielfalt im Säftesystem); 3. dispositio humorum (Anordnung der Einzelsäfte); 4. integritas membrorum (Zusammenhalt der Glieder); 5. perfectio virtutum (Vollendung im Kräftespiel); 6. fortitudo operationum (Macht der Wirkkräfte); 7. conditio spirituum (Bedingung der Geistigkeit).

Das einfachste Formengebilde geben dabei die Elemente. Aus der Vereinigung verschiedenartiger Elemente entsteht ein „mixtum". Die nächste Stufe bildet die „complexio", in der die Gegensätze der Elementenvermischung ausgeglichen werden. Hierzu bedarf die Seele eines mit Organen ausgestatteten Körpers. Werden die Gegensätze innerhalb solcher Mischungen aufgelöst (per confractionem contrarietatis), kommt es zu einem harmonischen Ausgleich.

In den notwendig „gemischten" Körpern erscheinen nun die höheren und niederen Kräfte in vielfachen Kompositionen gemischt. Wir haben es einmal zu tun mit einer bloßen „materia corporalis", die dem Werden und Verfallen unterworfen ist (Cod. 1877, f. 275va: est enim quedam materia generabilis et corruptibilis, et hec est in omnibus mistis, ex quo elementis, et hec est corporalis). Wir kennen und anerkennen aber auch rein geistige Kräfte, die unzerstörbar sind (l. c. 275va: Et est quedam materia spiritualis et intelligibilis et incorruptibilis . . . et hec est in intelligentiis).

Das breite Spektrum der körperlichen Organisation in ihrer konstitutionellen Verschiedenartigkeit bei einem höchst labilen Fließgewicht mit seinen ständigen Entgleisungsmöglichkeiten legt den Gedanken an Gesetzmäßigkeiten innerhalb der Physiognomie nahe. Diese Physiognomik ist denn auch immer wieder von der scholastischen Anthropologie kräftig wahrgenommen und ausgeweidet worden.

Die Besprechung der Anatomie und Physiologie von Oesophagus und Stomachus gibt Petrus Hispanus eine Gelegenheit, auf die wissenschaftlichen Möglichkeiten und Grenzen dieser Ausdrucks- und Verhaltenslehre einzugehen. Während nämlich die Anatomie ihrer Methodik nach immer nur die äußere Gestalt zum Gegenstand machen kann, verweist die „physiognomia" auf den Ausdruck der inneren Gliederung, die gedeutet werden muß. Daher ist Physiognomik nur am Menschen sinnvoll durchzuführen: „quare physionomia solum est in homine, hec autem reddit causas de naturis animalium, propter hec non reddit causas de physionomia" (Cod. 1877, f. 277ra).

So ist der Mensch bei seinen Verdauungsvorgängen einem umgekehrten Baum vergleichbar: „Propterea dicit philosophus in libro de anima, quod homo est arbor transversa, unde terra idem facit in plantis quod os in animalibus" (f. 277ra). Wie die Erde im Pflanzenreich, transmutiert der Magen gleichsam die Stoffe, wenngleich auf eine viel edlere und bedeutungsvollere Weise als in allen Naturreichen: „nam nobilior et completior est digestio in homine quam in aliis animalibus" (f. 277rb).

Innerhalb der „virtutes vegetabiles" werden drei Unterkräfte unterschieden: Eine „virtus nutritiva" hält die „integritas perfecta" der Leiblichkeit aufrecht, die wiederum durch eine „virtus augmentativa" garantiert wird, während die „virtus generativa" die „integritas speciei" zu überwachen hat. Auch die „virtus nutritiva" verzweigt sich wiederum vierfach: Eine „virtus praeparativa" nimmt die Nahrungsmittel auf und stellt sie in Bereitschaft für die „virtus comprehensiva", die alle Nährstoffe herauslockt und der Obhut des Organs anvertraut. Hier erst wird die „virtus applicativa" wirksam, indem sie die Nahrung einverleibt, um als „virtus assimilativa" schließlich die Konformationsphase zu vollenden.

Auch die „virtus praeparativa" – und jede der drei anderen – kann wieder unter verschiedensten Aspekten verfolgt werden: Eine „virtus appetativa" bestimmt die Konkuspizenz, jenes Bedürfnis zum Ausgleich eines „detrimentum". Erst im biologischen Gleichgewicht kann die „virtus attractiva" den Außenstoff umstimmen auf eine „similitudo" (Sc. 84, 9). Ein retardierendes Moment, die „virtus retentiva", bremst diese Attraktion, fixiert die „actio conversionis" und ermöglicht somit die allmähliche Einverleibung (Sc. 84, 21). Die Assimilation selbst wird begleitet durch die „virtus digestiva", die einer „virtus expulsiva" den Weg freimacht, um alles Überflüssige auszuscheiden (Sc. 84, 27). Erst die „virtus digestiva" macht aus der stofflichen „massa chylosa" eine innerstoffliche „massa chimosa", die in die „ultima humiditas" der Blutsubstanz verwandelt werden kann. Auf diese Weise geht die Verdauung unmittelbar über in eine „assimilatio completa". In analoger Weise ließen sich die Funktionskreise der Verdauungs-, Bewegungs- und Sinnesphysiologie herausarbeiten.

Die „virtus appetativa" oder auch „attractiva" setzt ein am Magenmund und verteilt die Nahrungsstoffe. Die „virtus digestiva" verwandelt die Nahrungssäfte in den Speisebrei (chilum in chimum convertens). Alsdann wird von der Leber aus die Nahrung den einzelnen Gliedern vermittelt (Sc. 85, 29–86, 6). Auf diese Weise werden von der „virtus nutritiva" die Nahrungsstoffe umgewandelt und über vielerlei Stufen der Verwandlung dem Organismus einverleibt (Sc. 92, 6: et per multas transmutationes ad actualem perducit similitudinem).

In dieser kosmologisch orientierten Naturordnung ist der Mensch – wie wir sahen – zwar ein „exemplar perfectius", ihr adeligster Teil; er ist zugleich aber auch das schwächste Glied in der Lebenskette, eine „coagulatio mollis, levis, debilis". Der Mensch ist hier schon – und nicht erst bei Herder oder Gehlen – das biologische Mängelwesen. Unterworfen dem Zusammenprall aller Dinge im zeitlichen Gefüge, dem „occursus rerum in tempore", ist der Mensch nie Natur allein, sondern immer auch Geschichte und damit Schicksal. Der Mensch – als ein Naturwesen, der Zeitlichkeit unterworfen – bedarf grundsätzlich der Heilkunde.

Am Schluß seiner „Scientia libri de anima" betont Petrus Hispanus noch einmal die jeweilige Kompetenz der verschiedenen Fakultäten, wobei alles, was sich auf materielle Bereiche bezieht, dem „physicus" anheimgegeben werden soll (Sc. 497, 26: physicus vero omnia ad materialem consistentiam inclinat). Dabei gehört es selbstverständlich auch zu seinem Aufgabenbereich, die „seelischen" Leiden zu behandeln (Sc. 498, 1: ac passiones phisicus pertractat).

Die Medizin setzt sich dabei grundsätzlich auseinander mit der gesunden wie auch geschädigten Disposition des Menschen, in der Absicht, das Gesunde zu bewahren und die Schädigungen durch Heilmittel auszubessern (Com. 105, 14: quod per dispositiones organorum recipiunt dispositiones salvas vel lesas, ut in salvis possint conservare et a lesis removeri per anthidota exhibita exterius. Et sic determinatur de illis in medicina).

Damit sind wir wieder bei jener klassischen Gliederung der Medizin angekommen, die Petrus der Tradition entnommen hat und die den theoretischen Hintergrund seiner Physiologie bildet. Er bedient sich dabei zunächst und sehr bewußt einer mehr formalen Definition der Medizin, die er bei Galen gefunden hat, der unterschieden wissen wollte in „sanitas, neutralitas, infirmitas" (Cod. 1877, 273rb: Hunc modum tenet Galienus in tegni. primo enim ponit istam diffinitionem. medicina est sciencia sanorum, egrorum et neutrorum).

Die Aufteilung der kurativen Medizin erfolgt dann nach dem klassischen Katalog in Diätetik, Heilmittellehre und Chirurgie (Op. Ys. f. 11rb: Scientia igitur curativa egritudinis continet tres partes. Prima est de regimine corporis egris per dietam, et hec competit sanis et egris, sed sanis per similia, egris per contraria adaptatur. Secunda est de modo procedendi circa medicinarum exhibitionem.

Tertia est de manuali operatione, que dicitur chirurgia). Damit sind aus der Gliederung der Heilkunde abermals jene physiologischen Voraussetzungen angedeutet, die bei der pathischen Verfallenheit des Menschen zu therapeutischen Konsequenzen führen.

Denn bereits von seiner biologischen Substanz her bietet der Mensch in seiner vollen Leiblichkeit die exemplarische Natur und damit die Norm für alle Lebewesen (regula omnium viventium). Wenn hierbei der Mediziner Petrus sein „Zurück zur Natur" (redeamus ad naturalia) laut werden läßt, dann ist mit diesen „Naturalia" selbstverständlich das vielfältige Geschehen vitaler Organisation gemeint, aber auch schon jene Interaktion einer Sozietät, wie sie etwa im Geschlechtsleben ihren Ausgangspunkt findet; es ist das evolutiv Gewordene der uns so imponierenden Naturgeschichte darunter zu verstehen, aber auch das großartig Geschehene historischer und sozialer Ereignisse, wie sie uns exemplarisch in der Sexualität des Menschen begegnen.

3 Aspekte der Geschlechtlichkeit

Die handschriftlichen Beiträge zur Sexuallehre des Petrus Hispanus entnehmen wir dem Codex Matritensis 1877 (s. XIII), wo sie bei f. 263ʳ–271ᵛ und f. 283–285 ausführlich abgehandelt wird. Eine systematische Sexualtheorie bringt Petrus Hispanus vor allem in den „Quaestiones de animalibus", wo Sexualfragen eine wesentlich breitere Behandlung gefunden haben als bei Aristoteles oder dem nur wenig später formulierten Kommentar des Albertus Magnus. Hier wird die Differenzierung der Geschlechter – im Gegensatz zu den Tiergattungen – als ein allgemeines anthropologisches Grundphänomen angesehen.

Die Geschlechtsreife dient der Geschlechtsfunktion, die von den Formen der Libido mannigfach unterstützt wird; Fragen der Zeugung und Vererbung leiten über zu den Generationsvorgängen, bei denen noch einmal die Reifung von Mann und Frau in ihrem Geschlechtsverhalten behandelt wird. Darin eingeschlossen kommt mit einer überraschenden Deutlichkeit der anthropologische Sinn der Geschlechtlichkeit zum Ausdruck.

Das Wesen der Geschlechtlichkeit wird im Liebesakt gesehen, in welchem der eine vom anderen empfängt, weshalb allein auch eine Einigung der beiden Partner zustande kommt: „quia in hoc opere unum recipitur ab alio, id est unio convenientis cum convenienti" (Cod. 1877, f. 264ʳᵃ).

Gefragt wird in den Kapitelüberschriften (Cod. 1877, f. 20ʳᵃ) zunächst einmal, ob der Geschlechtsverkehr überhaupt als notwendig zu erachten sei (Utrum coitus sit necessarius), auf welche organische Grundkraft er sich beziehe (Ad quam virtutem reducatur coitus), ob er allen Lebewesen zustehe (Utrum omnibus animalibus sit coitus necessarius), ob der Verkehr Vergnügen mache (Utrum sit delectatio in coitu), usw. usf.

Die weiteren Kapitel behandeln Einzelprobleme wie: ob die Lust beim Essen größer sei als beim Geschlechtsakt (Utrum majorem delectatum sit in cibo quam in coitu), ob Frauen mehr Lust daran hätten als Männer (Utrum maior delectatio sit in femina quam in masculo), was im Vorspiel zu geschehen habe wie auch beim Akt selber (signum antecedens ad coitum), und – schließlich – warum wohl der Geschlechtsverkehr die Menschen freizügiger mache (Quare coitus facit homines liberales).

Beide Partner haben für Petrus grundsätzlich gleichen Rang, sonst käme es zu keiner Mischung der beiden „Samen". Samen und Menstruum füllen gleicherweise die Matrix, da man ohne diese gleichmäßige Abgabe der Zeugungsmaterialien nicht zu einem vollkommenen Gleichwerden gelangen könne, zu keiner

„comparatio completi ad completum" käme. Zu der Frage, ob bei dieser Trennung des Sperma vom Körper im Akt Schmerz oder Lust empfunden werde, wird die gesamte griechisch-arabische Zeugenschaft von Galen über Johannitius bis zu Isaac aufgeboten. Dominierend hält sich die These des Isaac Iudaeus: „quod deus dedit mirabilem delectationem in coitu, quia nisi esset delectatio in coitu, animalia fugurent coitum . . . ergo in coitu est delectatio" (Cod. 1877, f. 263va). Die Beweisführung schließt mit der Konklusion des Petrus nach Algazel: Da jedes Vermögen (virtus) seine Lust (delectatio) in der Funktion (operatio) trage, müsse auch ein „opus nobilissimum" wie der Geschlechtsakt mit Lust verbunden sein: „ergo cum virtus generativa sit nobilior quam omnes alie, maxima delectabitur in sua operatione. Sed sua operatio est coitus, ergo maxima est delectatio in coitu. Quam concedo"!

Bei der weiteren Ausführung über die Formen der Libido wird auf die Plötzlichkeit und Spontaneität des sexuellen Affekts hingewiesen, auf die hohe Sensibilität der Zeugungsglieder, der „vulva" wie der „virga", ferner auf den erhöhten Genuß bei der Ejakulation durch eine vorangegangene Erregungsphase (titulatio), schließlich auf den generellen Genuß, den der Geschlechtsakt im Gegensatz zum partiellen Genuß beim Essen gewährt. In der Diskussion hierüber stellt sich Petrus eindeutig gegen Aristoteles und hinter Avicenna und Algazel, der argumentiert habe: „Sed coitus est nobilissima operatio, ergo in coitu est ultima delectatio, quam concedo propter causas prius dictas" (f. 263vb). Der Geschlechtsverkehr ist eben ein „opus nobilissimum".

Diskutiert werden verschiedene Meinungen von Theologen und Philosophen, wobei die Theologen das Wesen der Sexualität in der Vereinigung der Geschlechtsorgane erblicken, die Philosophen aber gegenteiliger Ansicht sind (Cod. 1877, f. 22ra: De controversia inter theologos, qui dicunt, quod ex unitate membrorum generatur sexus, et philosophorum, qui dicunt contrarium). Bei aller Diskussion um den mehr aktiven oder mehr passiven Anteil von Mann und Frau wird konstatiert, daß an einer Verschiedenheit der Geschlechter nicht zu deuteln sei, daß diese aber auch wieder als Grund der Vereinigung erscheine, da nun einmal eins vom anderen (unum ab altero) abhängig sei (Cod. 1877, f. 282vb: Propterea dicit philosophus, quod mas et femina sunt contraria, sed unum contrarium approximato suo contrario agit et patitur ab ipso, ergo mas et femina utrumque patitur unum ab altero et agit). Und da kein Wesen seiner Natur nach nur „aktiv" oder „passiv" sei, sei diese Eigenschaft auch keinem der Geschlechter ausschließlich zuzusprechen, wiewohl die Aktivität eher dem Mann, die Passivität aber der Frau liege (Cod. 1877, f. 282vb: . . . ideo sexus nec principaliter est activus nec passivus, sed activus principaliter est in mare, passivus principaliter in femina).

Weitere Einwände zielen darauf hin, ob Mann und Frau überhaupt als Konkurrenten angesehen werden könnten (Cod. 1877, f. 282vb: utrum isti duo sexus possint concurrere in id ipsum). Mit Aristoteles wird dieser Einwand entschieden abgelehnt (l. c. f. 283ra: ergo cum mas et femina sint contraria, ut dicit philosophus, numquam mas et femina possunt concurrere).

Auch die Frage, ob hieran die Frau mehr Vergnügen habe als der Mann, wird ventiliert, ohne daß die monströsen Folgerungen des Albertus Magnus erhoben werden, der daraus allgemeine anthropologische Konsequenzen gezogen hatte: „Ad primam dicendum, quod materia dicitur appetere formam et femina virum, non quia femina appetat coire cum viro, sed iste est intellectus, quod omne imperfectum naturaliter appetit perfici; et mulier est homo imperfectus respectu viri, ideo omnis mulier appetit esse sub virilitate"; und wenig weiter: „Et ideo frequentius appetit coire quam vir, quia cum est extra coitum, appetit esse in coitu propter curruptionem iudicii . . .". Auf die Lehre vom Weib als einem „mas occasionatus", die über Thomas von Aquin so unheilvoll die christlichen Jahrhunderte beeinflußt hat, reagiert Petrus an mehreren Stellen polemisch und erlaubt sich den ironischen Einwand: Da jede „occasio" gegen die Intention der Natur sei, müsse wohl auch die Frau als „extra intentionem naturae" angenommen werden (Cod. 1877, f. 283rb).

Petrus intendiert auf eine mittlere Stellung zwischen Algazel, der mit der „virtus activa" gegen eine „virtus passiva" operierte, und Aristoteles, der aus dem Prinzip der „natura universalis et particularis" argumentieren wollte. Für Petrus gehören Mann und Frau als Geschlechtswesen konkret zusammen: „quod sexus aliquando accipitur concrete secundum quod dividitur per marem et feminam, et sic substantia est in ratione substantie, in quo est, alio autem modo abstracte . . ." (f. 282vb). In der abstrakten Dialektik ließen sich allerdings die einzelnen Positionen leicht verfechten!

Von zweitrangiger Qualität sind die Fragen, ob der Koitus im Winter besser sei als im Sommer, und warum der Mensch im Gegensatz zu den Tieren keine Brunstzeit kenne. Hier interessiert lediglich die Begründung: daß der Mensch zu allen Zeiten geschlechtlich verkehren könne, da er nicht den kosmischen Gesetzmäßigkeiten oder gar einer astrologischen Determiniertheit unterliege (Cod. 1877, f. 264rb: forma hominis nobilior est omni stelle . . ., et propter hoc non coit tempore determinato sicut alia bruta).

Wesen und Formen der Libido

Die Vereinigung der beiden Geschlechter bereitet grundsätzlich Vergnügen, während die Trennung traurig macht (Cod. 1877, f. 263va: delectatio est unio convenientis cum conveniente, ergo separatio convenientis cum convenienti erit dolor). Auch im „Liber de anima" wird bekundet, daß in den Zeugungsorganen beider Geschlechter der Ort der Libido zu suchen sei (Sc. 114, 18: hiis autem membris insita est naturalis delectatio).

Was den „appetitus" beim Geschlechtsverkehr angeht, so wird betont, daß die Libido größer im Reifungsalter (adolescencia = completa generatio) als in der Jugend sei, und zwar gleicherweise beim Mann wie bei der Frau, trotz des verschiedenen Tempos der Reifungszeiten. Die „delectatio" wird weiterhin als wichtige Voraussetzung für die Konzeption angesehen, wobei der Geschlechtsgenuß der jungen Mädchen in eine originelle Analogie mit dem ersten Badeerlebnis gesetzt wird: Zunächst will man hinein, dann scheut man sich vor dem kalten Wasser, und schließlich wird es angenehm, so daß man immer wieder hineinspringt (Cod. 1877, f. 270vb: et quia puellis coitus est inconsuetus, in principio est quedam modo contrarius et quia contrarium perit tristitia, sed in medio operationis antequam veniat ad finem est delectabile, tamquam res nova placent, sicut dicitur in proverbio, eodem modo est de balneo: in principio enim est quasi contrarium et refugit natura, sed postquam fuimus pare in balneo, est valde delectabile).

Gefragt wird auch nach den Folgen eines übermäßigen Geschlechtsverkehrs, der in der Regel den Körper schwächt, das Sehvermögen beeinträchtigt, das Gedächtnis trübt und auch zu vorschnellem Altern führen kann (f. 270vb: Et quare coitus inmoderatus corpus debilitat, oculos excecat, memoriam enervat et senectatem accelerat).

Zum Vorspiel des Geschlechtsverkehrs gehören vor allem der Kuß und das libidinöse Spiel an den Brüsten. Der Mund als das Organ unserer inneren Überzeugung dient als Glied des Liebeserzeigens: „quod os est illud membrum, per quam maxime exprimimus quam habemus in mente, et propter hec amor plus exprimitur per convictionem oris cum ore quam per convictionem aliorum membrorum. et propter hoc insignum amoris similiter antecedit coitum" (f. 264ra). Den gleichen Charakter tragen die Brüste als Saugorgane für die zu erwartende Frucht: „et quia mamille ordinantur ad generationem propter nutrimentum fetus, tactus sub mamilla facit quandam titulationem ad incitandum coitum". Das Maximum an Libido ist für den Mann bei enger Vulva am Hals der Gebärmutter zu erwarten, seitens der Frau innerhalb der Gebärmutter (f. 270rb: Quare et a parte viri maior delectatio in collo matricis, a parte mulieris intra matricem). Die Lust selbst besteht in der möglichst großen Reibung (confricatio) von Scheide und Glied unmittelbar vor dem Orgasmus beider Partner. Hierbei treten freilich Libido und Zeugung in eine gewisse Konkurrenz: „Et quare strictura vulve plus valet ad delectationem quam largitas vulve. vulva enim larga plus valet ad generationem, sed minus ad delectationem. Sed magnitudo virge et ad delectationem et ad generationem plus valet quam parvitas" (f. 270vb).

Gleicherweise werden die Potenzvorgänge aus der Galenischen Physiologie hergeleitet: „Ad nonum dicendum, quod ventositas elevans virgam armat ad coytum. delectatio autem in coytu sicut dicit avicena est per confricationem et unionem convenientis cum convenienti. Et quare quando virga est magna et vulva est stricta maior est unio, et propter hoc maior est delectatio quam si vulva esset laxius . . . et propter hec vulva lata utilior est ad generationem, minus utilis ad delectationem, de vulva stricta est contrarius, sed semper requiritur magnitudo virge" (f. 271ra).

Ausführlich werden die Möglichkeiten der „ventositas virge" und der „largitas vulve" mit den Säftequalitäten und dann wieder mit den heißen oder kalten Regionen in Verbindung gebracht. Damit sind bereits Erklärungen gefunden über die Schnelligkeit bei der Austreibung der Frucht und den Geburtsschmerz der Frau: „quod enim ad exitum fetus requiritur via larga. et vulve plus sunt late in regione frigida quam in calida, citius ex dolore partus moriuntur femine in regione calida quam in frigida, quia habent vulvas magis strictas, et hac de causa maiorem dolorem habent mulieres" (f. 271vb). Ebenso wird das Konzeptionsoptimum aus rein physikalischen Kriterien errechnet: Es liegt nach Beendigung des Menstruationsvorganges (post fluxum menstruorum femina est habilior ad conceptionem), weil zu dieser Zeit die Gebärmutter leer ist und mit ihrem Vakuum eine größere Attraktion ausübt (quod vacuum trahit quam plenum, quia ergo matrix est vacua melius trahit sperma et citius fit conceptio).

Es wird das auffällige Wachstum der Brüste während der Schwangerschaft beschrieben und die Frage aufgeworfen, wer sich während der Gestation schneller figuriere, der Mann oder die Frau. Hierbei kommt es abermals zu der für Petrus so typischen „controversia philosophi ad medicum", wobei Petrus sich diesmal gegen Aristoteles und gegen Avicenna stellt; er will lediglich den Unterschied des wachsenden „tumor in ventre" gelten lassen, nicht aber die Argumente des „nobilior". Mann und Frau sind in jeder Hinsicht gleiche Partner, sonst wäre es keine gleichartige „mixtio": Nur bei gleicher Teilnahme von Samen und Menstrualblut kommt es zur „comparatio completi ad completum".

Beobachtungen über die einzelnen Entwicklungsstadien werden vom Standpunkt des systematisierenden Philosophen und des empirischen Arztes gegeneinander gestellt; so erhebt sich insbesondere ein Disput über die Größe der Frucht in der ersten Figurationsphase: „in prima figuratione fetus est in quantitate formice, vermis vel aranee, sed aliquando, quando est habundantia spermatis, secundum medicos potest pervenire usque ad quantitatem nucis" (f. 271vb). Differenzen zwischen dem Philosophen und den Ärzten entstehen auch in der Frage nach dem wachsenden Schmerz innerhalb der Schwangerschaft, der sich bis zur Geburt steigern soll: „in partu est maximus dolor; ergo quando magis appropinquat partus, tanto maior est dolor. ergo maior est dolor in secundo quam in primo et sic per ordinem". Dieser deduktiven Schmerzordnung stellen die Ärzte ihre Erfahrungen gegenüber: „Contrarium autem dicunt medici, quia plus dolent in primo, quam tertio, septimo, nono . . . Quatuor hii menses plus vexant parturientes" (f. 272ra). Einhelligkeit herrscht wiederum über den Mondstand und seinen Einfluß auf die Uterusbewegungen.

Zum Modus der Vererbung

Ein letztes Kapitel der Sexuallehre befaßt sich mit dem Modus der Vererbung von körperlichen und seelischen Eigenschaften, insbesondere mit den Erbkrankheiten (morbi hereditarii). Körperliche Mängel können sich vererben, wofür eine Reihe von Beispielen angeführt wird, während sich ein seelisches Vitium des Vaters nicht auf das Kind überträgt: „Ad aliud dicendum quod substantia infecta in patre inficit substantiam in filio, sed vitium non se (!) non facit vitium in filio, quia pater non dat animam, sed venit ab extrinseco sicut dicit philosophus. propter hec non oportet quod filius assimilitur patri in moribus anime" (Cod. 1877, f. 272ra).

Auf diese höchst merkwürdigen Vererbungsvorgänge war Petrus bereits im Zusammenhang mit einer Infektionslehre eingegangen, die nicht übersehen werden sollte. Auch hierbei nennt er einzelne Erbkrankheiten und bringt sie in Zusammenhang mit dem Infektionsmodus: „quedam sunt morbi hereditarii, qui transeunt de uno in alium ex corruptione seminis sicut podagra, calculus, lepra sunt, quedam morbi contagiosi, qui inficiunt aera, aer infectus inficit illos sicut phthisis, in qua est corruptio pulmonis . . . Est enim morbus hereditarius et contagiosus et per hec tales infirmi efficiuntur a commune aliorum plus quam alii infirmi" (f. 267vb).

Hier ließen sich grundsätzliche Auseinandersetzungen um das Problem der Erbsünde nicht vermeiden, wobei es abermals zu Kontroversen zwischen den Theologen und den Philosophen kommt und wiederum ein Konkordanzversuch unternommen wird: „Justa hoc queritur de controversia inter philosophus et theologos. Nam theologi dicunt, quod ex unitate membrorum generatur fetus quia alio modo non attrahetur peccatum originale a parentibus. Ad hoc dicendum, quod sperma secundum philosophum non venit a unitate membrorum, sed ex superfluitate residuitatis materialiter, sed virtualiter venit a unitate membrorum, et sic loquuntur theologi. Vel dicamus quod dupliciter est caro, quedam est caro penitus coagulata et conversa in naturam membri, et talis nec secundum theologum deciditur in generatione" (f. 286ra). Was bei der Zeugung wirklich abgeschieden wird, ist nicht etwas Organhaftes oder eine „pars membri", sondern das äußerste materielle Produkt eines Assimilationsprozesses und nur insofern auch leibhaftige Substanz innerhalb des Vererbungsprozesses.

Auch hier entbrennt wieder der Streit zwischen Philosophen und Medizinern, wobei die Ärzte den Standpunkt der materiellen Vererbung über beide Geschlechter vertreten (Cod. 1877, f. 285va: queritur de controversia inter philosophum et medicum, quia medicus ponit materiam venire ab utroque, philosophus autem a sola femina). Wenn Aristoteles behauptet, daß vom Manne die Seele und damit das Prinzip Form ausgehe, von der Frau aber die materielle Substanz (f. 286va: quod mas dat animam et virtutem vel formam et femina materiam), dann hält Petrus dagegen, daß von Vater wie Mutter das Erbgut weitergegeben wird, wenn auch vom Vater etwas kräftiger (quod ab utroque exit virtus, sed principaliter a patre). Die Vererbungsvorgänge vollziehen sich demnach über das konkrete elterliche Erbgut und gehen keineswegs über abstrakte Vermögen der Seele auf die nächste Generation über (Cod. 1877, f. 286ra: quod sperma vivit et augmentatur et nutritur per virtutem decisam a parentibus et non per substantiam anime).

Hierbei stellt sich auch die Frage, welches Geschlecht eine längere Lebenserwartung habe (f. 283va: qualis sexus sit longioris vite). Argumentiert wird auch hier mit den Möglichkeiten und Verschiedenheiten der Säftekomplexion. Nicht zuletzt wird nach den moralischen Eigenschaften der beiden Geschlechter gefragt (f. 284va: queritur de proprietatibus sexus moralibus), ohne daß auch hier einem der beiden Geschlechter ein besonderer Rang zugesprochen wird.

Innerhalb dieser durchweg physiologischen Darstellung rechnet auch die Sexualhygiene – unter dem Topos „excreta et secreta" – zu den „res non naturales" der diätetischen Lebensordnung. Es wird nirgendwo auch nur der Versuch gemacht, eine „vita sexualis humana" unter physiologischen oder naturrechtlichen Kriterien (als „res naturalis") allein abzuhandeln. Zu sehr dominiert die Kunst (ars), welche die Natur zwar entdeckt, dann aber auch beherrscht. Die „artes" bilden einfach die Fundamentalordnung für jede geistige Struktur. Damit ist es aber auch gelungen, den Menschen in seiner ganzheitlichen und damit auch geschlechtlichen Sinnlichkeit gleichsam als Modell für jede Art von spiritueller Sozialisation zu nehmen.

Zum Humanum gehört schlechthin die Gewandung eines Menschlichen, das Kultur-Kleid, zu dessen Verwirklichung ebenso der künstliche Eingriff gehört wie zur Realisierung der Heilkunde das Eingreifen des Arztes. Der Mensch bleibt auch hier das biologische Mängelwesen, das von Natur aus sein Leben zu stilisieren hat. Denn dieser Mensch ist nie Natur allein, sondern immerfort Geschichte und Schicksal, nirgendwo bloß Körperlichkeit, sondern stets ein Leib, unterworfen dem Zusammenspiel aller Dinge im zeitlichen Gefüge (occursus rerum in tempore).

Körper und Seele bieten somit nur zwei Aspekte der konkreten Leiblichkeit und zeigen sich stets in einem Nicht-Ohne-Verhältnis. Daraus kann der mittelalterliche Scholastiker die erstaunliche Konsequenz ziehen: „Leib und Seele gestatten nicht zwei voneinander zu scheidende Wissenschaften"; es gibt weder eine autonome Psychologie noch eine isolierte Physiologie. Die Seele ist nichts anderes als Ausgang, Motor und Ziel des Leibes.

4 Konturen der Seelenkunde

Mit seiner „Seelenlehre" sind wir auf ein zentrales Kapitel der Anthropologie
und auch Pathologie des Petrus Hispanus gestoßen. Am umfassendsten kommt
diese seine Auffassung in der „Scientia libri de anima" des Codex Matritensis
3314 zum Ausdruck. Hier will Petrus eine umfassende Lehre (perfecta notitia)
der seelischen Substanz, ihrer Differenzierung und Kräfte, ihrer Eigenschaften
und Wirkungen wie auch ihrer leiblichen Eingebundenheit geben (Sc. 5, 14–17).
„De anima" vermittelt demnach keine Psychologie im Sinne eines nachkartesia-
nischen Seelen-Verständnisses, sondern eher die Elemente der klassischen physiologischen Naturüberlieferung. Nur in diesem Sinne ist diese Wissenschaft für
Petrus die Spitze im Stufenbau der Natur, ihre „pars nobilissima" und damit auch
der Gipfel unseres Wissens um die realen Dinge.

Der Codex Matritensis 3314 (s. XIII/XIV) gibt im Traktat I einen allgemeinen
Seelenbegriff; der Traktat II bringt die Einteilung und Gliederung des Werkes.
Besondere Aufmerksamkeit verdient die Sinnesphysiologie (anima sensibilis) mit
ihren Funktionen der „imaginatio, fantasia, estimatio, memoria, conversatio, sensus communis", der wir denn auch ein eigenes Kapitel zu widmen haben.

Martin Grabmann (1936) hat das Werk als „eine selbständige, mit einem rei-
chen medizinischen Wissen ausgestattete Bearbeitung und Darstellung der aristotelischen und arabischen Psychologie" (l. c. 98) beurteilt. Und wenig später: „Wir
haben hier ein umfangreiches Lehrbuch der Psychologie im Geiste des Aristoteles
und auch der arabischen Philosophen, besonders Avicennas, aus vorthomistischer
Zeit vor uns, das aus der Feder eines Professors der Artistenfakultät und auch der
medizinischen Fakultät stammt" (l. c. 99).

Daß auch die „Seelenlehre" ganz und gar in die leibhaftige Strukturiertheit
des Menschen eingebunden und ihrer Vulnerabilität verhaftet ist, zeigen die
zahlreichen „De anima"-Kapitel, in denen von der „unio animae cum corpore"
die Rede ist (vgl. Sc. 318, 3: Ortus autem eius non extra corpus sed in ipso a
creatore contrahitur et simul productam et corpori copulatam eam creator pro-
ducendam disposuit). Leib und Seele vereinigen sich zu einer einzigen, der
menschlichen Natur. Die Geistseele ist dabei nicht nur „motor et rector", sondern
auch das „principium formale" des Leibes (De anima, IX).

Von der wesensinnigen Leib-Seele-Einheit wird denn auch an keiner Stelle
abgegangen: Die Seele mit ihrem Leib hat in ihrer Substanz und in all ihrem
Vermögen teil an dieser wahren und untrennbaren Einheit (Sc. 319, 2: ipsa igitur
cum corpore in sua substantia ac virtutibus veram et individuam participat unio-

nem). Dieses einheitliche Wirken beschränkt sich auf keine einzelnen Teile (Sc. 323, 26: nullum organum proprium adaptatur). Die Seele ist im ganzen Organismus zugleich und als Ganzes da (Sc. 324, 12: In omnibus vero partibus est in toto simul). Und wie der Schöpfer die große Welt lenkt und leitet, indem er in jedem ihrer Teile ganz und zugleich west, so existiert auch die Seele in ihrer kleinen Welt ganz und zugleich in jedem ihrer Teile (Sc. 37, 3: similiter anima in suo minori mundo tota simul in qualibet parte existit).

Die Seele ist somit beständig in ihrem Leibe am Werke (Cod. 1877, 287ra: anima cum corpore continue agit). Da der Leib seiner Natur nach schwerfällig ist, hat die Seele ihn zu bewegen (Corpus enim de se est ponderosum et anima movet ipsum). Dies vollbringt sie mit Hilfe der „virtutes", wobei die „spiritus" die Rolle eines Überbringers übernehmen (et hec facit mediante virtutum, et ideo requiritur, quia spiritus sunt latores virtutum). So ist letztlich der „spiritus" das Medium der leibseelischen Vereinigung (Cum enim spiritus esset medium unionis anime cum corpore). Die „virtus motiva" ist dem Menschen vor allem zur Führung seines Lebens anvertraut (Sc. 278, 9: propter regiminis officium).

In dieser scholastischen „Seelenlehre" haben wir demnach kein zusätzliches Kategorialgefüge zu erblicken, das die physiologischen Elemente ergänzen müßte; vielmehr handelt es sich bei der Anthropologie um eine in ihrem hierarchischen Aufbau einheitliche Strukturordnung, in der alle Stufen des Organischen tangiert und je nach ihrer Topographie von tragenden Fundamenten gehalten werden. Es ist eine ganz und gar prädikative Fundamentalordnung des Lebendigen.

Petrus bringt ein anschauliches Bild, um den Begriff der Seele als „actus corporis" zu erhellen. Wenn das Auge insgesamt ein Tier wäre, so wäre dessen „Seele" das Sehen. Insofern ist „Seele" nichts anderes als das adäquate Funktionieren des Körpers: „Si oculus esset animal, visus esset anima ipsius" (Exp. 121, 29). Wie sich das Auge als körperliches Organ zum Sehen verhält, so die Leiblichkeit zur Seele: „ergo anima est actus corporis" (Exp. 122, 4). So schon Aristoteles, der in „De anima" argumentiert: „Sicut oculus est pupilla et visus, ita anima et corpus est animal".

In „De animalibus" werden damit die fünf „modi cognoscendi" verknüpft, an die sich eine Reihe interessanter erkenntnistheoretischer Fragestellungen anknüpft. „Propterea scribitur in principio metaphysice: sicut se habent oculi noctue ad lucem diei, ita se habet intellectus noster ad unire manifestissima . . . Propterea dicit Augustinus, quod intellectus omnium similitudines in se gerit" (Cod. 1877, f. 274ra). Zwischen Aristoteles und Augustinus wird des öfteren eine Verbindung gesucht, wofür die Auffassung des Avicenna tragfähig erscheint: „Et quando anima sic est elevata, intelligentia detegit ei multa. Unde dicit Avicenna, quod recolit preterita et predicit futura et potest precipere pluviis et tonitruo, ut cadant et potest nocere per malum oculum suum. Unde dicit Avicenna, quod oculus facinatus . . . fecit cadere caniculum in foveam et sic elevantur illi, qui sunt in extasi ut religiosi, contemplativi et maniatici et frenetici, et hoc modo anima cognoscit primum et seipsum per essentiam per reflexionem sui ipsius supra se" (f. 274rb). Das Einströmen der avicennistischen Illuminationstheorie erscheint hier besonders deutlich; wir verstehen nunmehr besser, warum Petrus als Papst sich im Pariser Verurteilungsdekret des Jahres 1277 auf der Seite des Augustinismus befand.

Freilich ist auch hier Petrus zunächst einmal der Mediziner, der sich gegen alle philosophischen Autoritäten auf seinen eigenen empirischen Standpunkt stellt, um von seinem Ausgangspunkt aus immer nur das anthropologische Anliegen des Arztes zu verteidigen: „et propter hec medicus est iste artifex, immediate componit animal ex elementis" (f. 274va). Der Philosoph handelt in seinem Tierbuch von den „operationes animalium", der Arzt sieht darin immer nur die „operationes hominis": „et propter hec ab elementis incipit medicus, et est iste artifex". Insofern Arzt und Philosoph aber Naturforscher sind, gehen sie auf die allgemeinen Prinzipien von Materie und Form zurück, aus der sie die „complexio mixti" zu begreifen versuchen: „sed physicus elevatus consciderat operationes communes in rebus naturalibus et propter hec incipit a principio communi et primo id est a materia et forma" (f. 274va).

So sehr aber auch die Materie „fundamentum omnium rerum naturalium" ist und so gewiß die natürliche Rangordnung auch in den Wissenschaften zu dominieren scheint, der Stellung der Seele muß im Ganzen doch die Priorität eingeräumt werden; es ist eine „prioritas in via completionis et perfectionis et nobilitatis et dignitatis" (Com. 100, 18). Adel und Würde aber sprechen ebenso wie die Perfektion und die Komplettierung für eine einheitliche anthropologische Grundwissenschaft; denn: „homo est nobilius subiectum cuiuslibet scientie".

Vom Wesen und Walten der Seele

In ihren vielfältigen Funktionen wird die Seele mit der Lichtsubstanz verglichen (Com. 581, 2: Et iterum sicut lux est unum in substancia et est multa emanatio, similiter anima est una in substancia et est multa emanatio, similiter anima est una in substancia et multe in potenciis). Auch dies spricht für ihr ganzheitliches Wesen, das sich nicht in organismische Funktionskreise zwingen läßt (l. c. 8: quod anima existit essentia et virtute in qualibet parte corporis et est tota simul quantum ad essentiam in qualibet parte corporis et non coartata ad aliquam partem, immo omnem partem perficiens). Die Vereinigung der Seele mit dem Leibe wird immer wieder mit der Vereinigung von Luft und Licht verglichen (Sc. 35, 13: ut unio intellective cum corpore unioni lucis cum aere comparetur). Mit dem Körper vereinigt, kann sie ihn halten und erhalten, leiten und alle Glieder binden; sie vermag Schädliches abzuwehren und vor allem Schaden zu bewahren (l. c. 24: Sed ipsa illud continet, conservat, regit, partes partiumque compages ligat ac in suo decore retinet et nocumenta expellit, ut liberum permaneat a nocivis). Erst wenn sie den Körper verläßt, geht dieser zugrunde und verfällt (l. c. 26: ad eius recessum corpus expirat ac marcescit ac in corruptionem cedit).

Die Seele ist dem Leibe, von dem sie keineswegs abhängt, gleichsam eingegossen, so wie himmlisches Licht in den Lüften (Sc. 331, 7: ipsa corpori infunditur, a quo non dependet, ad instar lucis celestis in aere). Sie verhält sich zu ihrem

Leib wie der Schiffmann zu seinem Schiff (l. c. 20: in quo est et ut nauta ad navim). Kommt es dann zum körperlichen Verfall, löst sie sich und nimmt keinerlei Schaden (l. c. 23: in corruptione corporis sue substantie non suscipit detrimentum).

Solange sie aber im Leibe weilt, gibt sie dessen Verfallsmomenten Halt und Hut (Sc. 332, 1: rebus corruptibilibus datur virtus propagativa ut in similibus conserventur). Will sie doch heil bleiben auch in diesem so labilen und verletzlichen Leibe (l. c. 4: ipsa igitur corrupto corpore manet salva). In allen Gefährdungen und bei allen Risiken bleibt sie immun und erfährt kein Leiden (l. c. 28: immunis est, cum nullum patiatur langorem). Das Verderbnis im verfallenden Körper kann ihr nichts anhaben (l. c. 30: Ipsa igitur corruptela ex corruptione corporis non incurrit).

Eigens wird darauf hingewiesen, daß diese Seele, obgleich mit dem Leib eine Einheit, ihrem Wesen nach unkörperlicher Natur ist (Sc. 306, 9: ipsa enim simplex et incorporea existens, quamvis corpori sit unita). Nach dem Verfall des Körpers wird sie sich eines eigenen und ewigen Lebens erfreuen (l. c. 18: post corporis corruptionem propria vita fruens).

Die Schichten des Seelenlebens

Die Seele differenziert sich bei ihrem Aufbau in drei Aspekten: im Vegetativen, Sensiblen und Intellektiven (Sc. 45, 5: Prima est vegetabilis. Secunda sensibilis. Tertia intellectiva). Zwischen diesen drei Momenten besteht von Natur aus eine verbindliche Ordnung (Sc. 47, 2: Est autem inter ipsas ordo naturalis). Sie existieren notwendig in dieser Verbindlichkeit (l. c. 7: Habent autem ad invicem necessitatem ordinis). Schon die vegetative Schicht dient der Führung und Erhaltung des Lebens (l. c. 8: in corporis regimine ac conservatione famulatur); die beiden oberen Bereiche sichern darüber hinaus die humane Existenz (l. c. 9: in suis actionibus servitutem primam amministrant).

Die Seele ist in ihrer vegetativen Schicht Ausgangspunkt eines dreifach gegliederten Wirkungskreises: der Ernährung, des Wachstums und der Fortpflanzung (Com. 748, 10: Anima enim est principium triplicis operationis: scilicet nutrimenti per quod deperditum restauratur; et est principium augmenti per quod corpus ad debitam quantitatem ducitur et est principium generationis per quam corpus animatum in suo simili conservatur). Die Pflanzen haben zwar auch eine „Seele", aber nicht als Individuum, sondern als Gattung (Long. 489, 15: et in utrisque anima una in multas multiplicatur). Ihrer Lebenswärme wegen und ihrer ausgeglichenen Feuchte haben Pflanzen oft ein längeres Leben (l. c. 28: nam habent caloris fortitudinem et humidum ei proportionale).

Auf dieser vegetativen Ebene werden nunmehr drei Grundkräfte unterschieden: die „virtus nutritiva", eine „virtus augmentativa" und die „virtus generativa", die sich jeweils wiederum vielfältig differenzieren (vgl. Schema!).

Virtutes vegetabiles

A. Virtus nutritiva
   I.   Virtus praeparativa
        1) Virtus appetativa
        2) Virtus attractiva
        3) Virtus retentiva
        4) Virtus digestiva
        5) Virtus expulsiva
   II. Virtus comprehensiva
   III. Virtus applicativa
   IV. Virtus assimilativa

B. Virtus augmentativa
   a) distensio membrorum
   b) additio membrorum

C. Virtus generativa
   1) Virtus seminativa
   2) Virtus formativa
        a) generatio spermatis
        b) commixtio spermatis

In der Diskussion über diesen Gegenstand bedient sich Petrus Hispanus zunächst mit den drei „virtutes vegetabiles" des traditionellen Schemas. Eine „virtus nutritiva" garantiert die Permanenz der „integritas perfecta". Zum Leitbild der „perfectio" selbst wird die „virtus augmentativa". Eine „virtus generativa" überwacht die „integritas speciei". Wir begnügen uns, einer Spur in das dialektische Dickicht zu folgen, der „virtus nutritiva".

Sie verzweigt sich vierfältig. Eine „virtus praeparativa" der Vorbereitungsphase nimmt Nährstoffe auf und verteilt sie. Unter der „virtus comprehensiva" werden die Nährstoffe herausgelockt und in die Obhut des Organs gegeben. Dann erst kommt die „virtus applicativa" zum Zuge: Die Nahrung wird den Organen einverleibt und mit den Einzelteilen der Gewebe verknüpft. Die „virtus assimilativa" beschließt die Phase dieser Konformation. Nunmehr steht die Nahrung den „dispositiones accidentiales", der situationsbedingten Funktion zur Verfügung.

Im Dickicht der Dialektik könnte man so nach allen Richtungen weitergehen; wir nehmen nur einen Faden zur Hand und verfolgen die Spur der „virtus praeparativa". Sie führt auf fünf verschiedene Pfade: Appetit bestimmt das Bedürfnis. Es ist jene „virtus appetativa", eine Konkupiszenz, die ausreicht, das „detrimentum" auszugleichen und so Satisfaktion schafft im biologischen Gleichgewicht. Des weiteren wird die „virtus attractiva" nunmehr den Außenstoff umstimmen und auf eine „similitudo" hinlenken. Ein retardierendes Moment, die „virtus retentiva", bremst diese Attraktion, fixiert die „actio conversionis" und bedingt das Eindringen, die „permanatio". Die Assimilation selbst wird vorbereitet durch die

„virtus digestiva", die erst einer „virtus expulsiva" den Weg frei macht, das Schädliche als überflüssig auszuscheiden.

Einen letzten Schritt noch, in einer abermals spezialisierten Dimension und wiederum nur am Beispiel, der „virtus digestiva". Sie ist es, die die „massa chylosa" umstimmen kann zur Abgabe ans Blut. Sie macht aus der „massa chylosa" eine „massa chimosa", das ist schon Blutsubstanz, die in die „ultima humiditas" verwandelt werden muß. Auf diese Weise gleitet die „virtus digestiva" sanft und reibungslos hinüber in eine „assimilatio completa".

Im animalischen Bereich werden die niederen somatischen Funktionen von einer „virtus regitiva" gesteuert, die höheren Regulationsweisen wie die des Herzens, des Pulses oder der Atmung durch die „virtus vitalis" geleitet, während die Sinnesfunktionen ihre eigene „anima sensibilis" haben. In der obersten Schicht herrscht die „anima intellectiva", die als „finis, regula et complementum" aller Lebensvorgänge beschrieben wird. Leib und Seele sind dabei verbunden zu einer einzigen Natur, der menschlichen, wobei die Geistseele nicht nur als funktionaler „motor et rector" dient, sondern das „formale principium" schlechthin ist.

In bestürzender Unmittelbarkeit drängt sich somit der elementaren Natur (natura compacta) die belebte Welt auf als eine „coagulatio debilis": Pflanzen und Tiere, auch der Mensch, bilden ein solches Reich, das zu seiner Erhaltung eines besonderen Prinzips bedarf: „regens et dirigens ipsa". Dieser Dirigent kann die Natur nicht sein, wie wir am Schicksal des Schnees erfahren; etwas Neues ist hinzugetreten, das wir Seele nennen.

Vor dem Auge unserer Erfahrung entfaltet sich unmittelbar die unverrückbar einschichtige Basis, wie sie Aristoteles in den Meteorologica behandelt hatte, in eine Welt voller Leben. Dabei ist das Vegetativum gewissermaßen noch eingeborgen in diese leblose Natur, es wird verborgen gehalten (occulta est); es ist die stumme Innenseite, die sich ausfächert, um sich in aller Stille zu repräsentieren. Offenkundig wird dieses Leben erst im Sensitivum, das mit Organen zutage tritt, manifest wird, indem es seine Werkzeuge auf einen Sinn auslegt. Vollkommen erscheint das Leben im Intellectivum, das sich selber bewußt wird, so Sinn trägt und Leben führt, indem es die Welt erfährt.

In erster Linie ist es daher die „anima intellectiva", welche den menschlichen Leib vollendet, in Bewegung hält, leitet und lenkt (Sc. 299, 5: Hec autem est substantia, anima intellectiva dicta, corpus humanum perficiens, movens, dirigens et gubernans). Dieser höchsten Seelensubstanz entspricht keine menschliche Leistung mehr; sie ist uns rein aus Gnade geschenkt (Cod. 1877, f. 287vb: anima intellectiva fluit sicut donum a largissimo donatore stante quieto sine pena et labore). Solange der Mensch lebt, ist es einfach notwendig, die „anima intellectiva" dem menschlichen Leibe anzufügen und zu verbinden, damit er in der Ordnung der natürlichen Dinge fest verankert sei (Sc. 300, 8: necesse est astrui intellectivam animam corpori humano coniunctam in rerum naturalium ordine stabiliri). Als unkörperliche Substanz ist sie gleichwohl dem Organismus verbunden, um sein Leben, alle seine geistigen Werke maßvoll und angemessen zu begleiten (Sc. 305, 14: Est substantia incorporea vivens intellectiva corpori organico copulata ei vitam et opera intellectiva in discretione et mora consístentía amministrans).

Während die „intellectiva virtus" freudig in Freiheit wirkt, von keiner Fessel der Natur beeinträchtigt und, aus dem Seelengrund quillend, dem Organismus bloß „anbequemt" ist, ist der „intellectus possibilis" gebunden an den Leib und seine „phantasmata", so wie auch das Licht, an die Materie gebunden, sich als Farbe manifestiert; er hat nicht die reinen Bedingungen des seelischen Wirkens, die da heißen: „immortalis, perpetua, immunis, inmixta, impassibilis"!

Nach Aristoteles und mit Albertus baut sich demnach die Einheit der Menschennatur aus den „virtutes naturales, vegetabiles, sensibiles et rationales" auf; der Mensch ist „unum in essentia", wenngleich „ex tribus substantiis", so wie viele Strahlen (sicut multa lumina) sich in einem Lichte vereinen. Die „anima intellectiva" integriert die verschiedenen Seelenkräfte: „anima intellectiva non potest esse in corpore sine anima vegetabili et sensibili, que famulantur ei et faciunt corpus esse habile ad receptionem anime intellective" (Com. 722). Die Verbindungsglieder werden sorgfältig einander zugeordnet, damit um so einleuchtender die „unitas naturalis" der menschlichen Substantialität, die „unitas compositionis", resultiert. Als eine Zusammenfassung beschreibt es der Codex Florentinus: „dicendum quod homo est unum in essentia et iste tres substantie efficiunt unum compositionem, non unum simplex, quia sic est deus unum et est homo unum per formam communem resultatem ex aliis, quia due procedentes sunt dispositiones, ultima vero est perfectio" (Cod. 4853, f. 163vb).

Aus dem aristotelischen Seelenbegriff und seinen arabischen Modifikationen ergibt sich somit ein einheitliches formales Lebensprinzip, das alle weiteren Deduktionen instruiert. Die Seele disponiert damit ihren Leib (anima in corpore est dispositio), sie gliedert ihn in der „organisatio" zu einem naturhaften Gebilde. Der Körperlichkeit ist diese Form nur eingebunden (alligata), aber doch so, daß sie alles Materielle in Bewegung versetzen und zur Entfaltung veranlassen kann. Sie gibt der körperlichen Organisation nur den Impetus, das Leben, eben die Beseeltheit (forma est res, actum primum substantialem exhibens). Eine Lokalisationstheorie wird dabei peinlich vermieden (anima in corpore est ubique tota); nur im Funktionsgefüge selbst, in der leibhaftigen Bewegtheit, nur in ihrer akzidentellen Verfassung kann man von Manifestationen der Seele sprechen (ergo habet locum corporis per accidens). Die Seele ist an jeder Stelle als Ganzheit anwesend und gegenwärtig.

Auch hierbei sollten wir es abermals am Beispiel genügen lassen, zumal von der Seelenlehre aus ein breites Licht nicht allein in die Quellengründe, sondern auch auf die höchst verwickelte Wirkungsgeschichte fällt: die Lehre vom „motus" bei Petrus Hispanus möge dies in Kürze beleuchten.

Die Seele ist der Motor im Organismus; sie wirkt als Beweger. Alle bewegende Kraft liegt im Seelischen; alle Organe funktionieren durch diese bewegende Seele (Exp. 150, 13). Die Seele braucht die Organe zur Verwirklichung ihrer Werke am Leibe. Sie sind das vermittelnde Medium (Exp. 120, 26). Leib ist immer organisierte Körperlichkeit (organicum corpus), Leib und Seele sind Einheit, aber in verschiedenen Unions-Stufen und Innigkeits-Graden: Das Vegetative erreicht die „unio" am leichtesten, schwerer das Sensible, am schwersten die „virtus intellectiva". Was in allen Stufen vermittelt, ist ein Zweifaches: einmal der „calor naturalis", wie er aus dem „contemperamentum elementorum" resultiert, zum anderen der „spiritus celestis", der das Abbild der Substanz trägt und hält. Ergebnis dieser Mischung sind „humor" und „viror". Als das vitale Radikal dient die Lebensfeuchte. Sie ist nicht nur eine der vier Qualitäten, sondern auch die Lebenswurzel, ein Prinzip, nicht nur der empirisch faßbare Stoff in der elementaren Erfahrbarkeit der Säfte (Exp. 139, 23: illud humidum naturale in quolibet cum quo radicatur vita). Sie ist „subiectum et pabulum vite", so wie der „calor naturalis" als „fundamentum vite et operationum" angesehen wird. Die physiologische Organisation wird erst vollständig durch den dritten Grundbegriff, den „spiritus" als das „medium vivendi", ein geistiges Prinzip, das in seiner Lichtnatur zwischen Körper- und Geisteswelt zu vermitteln vermag.

Der „spiritus" unterhält mit der natürlichen Wärme im lebendigen Organismus alle Kräfte und alles Wirken (spiritus cum calore naturali in vivente vita omnes virtutes et opera sustentat). Es gibt dabei drei verschiedene Arten: Der „spiritus vitalis primus" kommt aus dem Herzen, ein „spiritus naturalis secundus" aus der Leber, der „spiritus animalis tertius" aus dem Gehirn. Ähnlich wurde die „virtus vitalis" abgeleitet aus dem Herzen, die „virtus naturalis" aus der Leber, die „virtus animalis" aus dem Gehirn, während die „virtus generativa" den Geschlechtsorganen (testiculi) zugeordnet wird (Cod. 1877, f. 280rb).

Das Fundament der lebendigen Organisation besteht in vier Prinzipien, dem „temperamentum complexionis", sodann in der "compositio machine membrorum", weiterhin in der „proportio caloris vitalis et humidi", und schließlich in der „dispositio spiritus". Die Seele bindet und organisiert, sie macht aus Teilen eine Konföderation, sie hält die Maschinerie zusammen und schützt und erhält die ganze Organisation. Solche „conservatio vite" wird durch eingeborene Funktionen (virtutes insite) geleistet; sie erst geben dem Leib Haltung und Erhaltung (regimen).

Die wichtigste dieser Lebensfunktionen geht vom Herzen aus. Das Herz ist Haus des Seins und des Lebens Heimat (domus vite), es ist Ursprung der Lebenswärme und Hort der Lebensgeister (Exp. 420, 9). Im „motus cordis" ist der Lebensborn und die Quelle aller Energie zu suchen. Durch solchen „motus" wird die Wärme und Begeisterung allen Gliedern zuteil, wodurch sie funktionstüchtig werden. „Motus" ist Ein- und Ausatmen, ihm gleicht der Puls, sein Grund-Zug ist die Luft, deren „regimen" noch wichtiger ist als die „necessitas nutrimenti".

Die in der neueren Philosophiegeschichte so vielfältig verschätzte und oft genug als Scheinproblem aufgebauschte Leib-Seele-Einheit bekommt innerhalb der scholastischen Psychologie einen natürlichen Ort und relative Maßstäbe. Die Seele bewegt unausgesetzt den schwerfälligen Organismus, und zwar mittels einer spirituellen Überbringerleistung: „Anima in corpore continue agit. Corpus enim de se est ponderosum et anima movet ipsum . . . et hec fecit mediante virtute, et ideo requiritur, quia spiritus sunt latores virtutum" (Cod. 1877, f. 287ra). Bei der leib-seelischen Vereinigung ist die „virtus" das Medium seitens der Seele, die „spiritus" sind als „corpora substantilissima" das Medium seitens des Körpers; beide aber sind nicht selber eine Substanz, sondern fungieren als Akzidens.

An dieser körperhaften Natur des „spiritus" als des „medium unionis anime cum corpore" will Petrus festhalten: „Quod concedo, quia spiritus generatur ex subtiliori parte nutrimenti et omne corpus semper dividitur in corpus, cum omne continuum sit divisibile in infinitum, sed spiritus est corpus subtilissimum secundum quod natura potest aliquid corpus subtiliare" (Cod. 1877, f. 287ra).

Auch an dieser wichtigen Stelle imponiert die strenge und geschlossene Durchgliederung: Dem Lebensmoment der Pflanzen und Tiere entspricht der „calor naturalis", den Erkennensmerkmalen der „spiritus", der wiederum in Analogie zum Licht gesetzt wird (f. 287va: et propter hoc spiritus est necessarius, quia est lux vel effigiem lucis habens, sicut dicit Avicenna). Die Frage nach dem Wesen der „spiritus" im „ordo naturae" greift somit zurück auf die Probleme der Vererbung der körperlichen Verfassung wie auch der seelischen Vermögen und geht unmittelbar über in das Problem der Unsterblichkeit der Seele und damit auch der Korruptibilität des Körpers.

Die höheren Seinsstufen enthalten die niedrigeren. Alles Werden und Geschehen wird durch ein Überfließen von einem formal seinsreicheren Faktor auf ein formal seinsarmes Element erklärt. In seiner „Seelenlehre" geht Petrus Hispanus grundsätzlich davon aus – und hier nähert er sich den neuplatonischen Emanationslehren eher als dem System des Aristoteles –, daß die höheren Seinsstufen die niedrigen enthalten und diese im Grunde erst hervorrufen. Im Sinne des neuplatonischen Partizipationsgedankens kann alles Werden und Geschehen „nur durch ein Überfließen von einem formal seinsreichen Faktor auf ein formal seinsarmes Element erklärt" werden (vgl. Kohlmeier [1969] 289).

Die Seele hat sich einfach bereitzuhalten (parata sit), den Körper und seine Organe kennenzulernen (corpora et organa cognoscere). So schon im Prolog zur „Scientia libri de anima" (Sc. 5, 6). Die Seele ist demnach gleichsam die Vollendung unserer Leibhaftigkeit, insofern sie nicht nur die Aktualität unserer Existenz ausmacht, sondern auch all unsere Werke beeinflußt (Sc. 27, 3: Quia vero anima est corporis perfectio, non solum ei actum essendi confert, sed ei operationes influunt).

Wie die Seele im Leibe wirkt, läßt sich besonders anschaulich am Kreislauf der Bilder durch die verschiedenen Hirnkammern darstellen.

Die Lehre von den Hirnkammern

Im Einklang mit der griechisch-arabischen Überlieferung beruft sich auch Petrus Hispanus auf drei Hirnkammern (Sc. 250, 23: tres distinguuntur cellule), die aber nicht die klassischen Namen (Cellula phantastica, Cellula rationalis, Cellula memorialis) erhalten, sondern wesentlich differenziertere Bezeichnungen, die sich auf die fünffache Funktionsweise der Sinneswahrnehmungen beziehen.

So wird der Gemeinsinn und die Phantasie im vorneliegenden Teil der vorderen Hirnkammer lokalisiert, die Imagination in zurückliegenden Partien. Das Organ der Imagination aber befindet sich im vorderen Teil der mittleren Hirnkammer, während in deren hinterem Teil die Ästimation zu Hause ist. Die hintere Hirnkammer schließlich birgt das Gedächtnis (Sc. 58, 1: Organum igitur sensus communis et fantasie est anterioris ventriculi cerebri pars prima, ymaginationis eius pars postrema, ymaginative organum est prima pars medii ventriculi, estimationis postrema pars eiusdem; ventriculus vero posterior memorie deputatur).

Die Sinnestheorien der älteren Heilkunde sind bereits im späten Hellenismus eine eigenartige Verbindung eingegangen mit der antiken Lehre von den Gehirnventrikeln. Diese drei Hirnkammern (Cellula phantastica, Cellula rationalis, Cellula memorialis) wurden während der arabischen und lateinischen Scholastik mit großer Liebe immer wieder von neuem ausgemalt und bereichert. Um die Mitte des 12. Jahrhunderts baut an der Schule von Chartres Wilhelm von Conches noch einmal konsequent die antike Qualitätenlehre ein in dieses Ventrikelsystem. Diese Theorie bietet uns nun eine elegante Methode, um den Weg der Bilder durch das Gehirn zu illustrieren.

Die erste, die „Cellula phantastica", ist warm und trocken und wird damit zum Sitz der „vis vivendi et intelligendi". Sie schießt die Bilder gleichsam im Flug, zieht damit die Formen der Dinge ins Bild und bereichert sie mit Farbe. Ganz heiß vom akuten Sehgeschehen soll das Geschaute in diese Trockenkammer der Bilder gelangen, um sich dort einzubrennen, einzuritzen (als „charakter"), aufzuprägen (als „typos").

Die „Cellula rationalis" (Logistikon) ist gleichfalls warm, dabei aber feuchter Natur. Hier ist der Sitz der „vis discernendi", welche die Bilder kritisch sortiert, aufnimmt oder ausschwemmt, verwirft oder wählt und damit ordnet. Ordnen ist das Amt des Weisen und folglich die Funktion der „ratio". Im feuchten Milieu dieser Kammer wird daher solange gemischt und gesondert, gesiebt und abstrahiert, bis sich ein Niederschlag bildet aus lauter Vernunft, ein Begriff oder ein Engramm.

Die „Cellula memorialis" schließlich ist wiederum trocken, aber sie muß kalt sein, damit sie die Bilder besser behält, als Erinnerung und im Gedächtnis. Hier ist so etwas wie die Kühlkammer der Bilder zu sehen, die dem Verstand wiederum zur Verfügung stehen; hier baut sich auf die Schatzkammer des Vergangenen, stets bereit zur Erinnerung. Dazu aber müssen die Bilder erst wieder aufgewärmt und mit „humor" angefeuchtet werden; sie haben eine gestrenge Zensur zu passieren, die im Traum etwa weitgehend aufgehoben ist. Hier spielt vor allem auch der Affekt eine Rolle, das emotionelle Engagement, die unbewußte Motivation. Die „affectus animi" mobilisieren dabei in erster Linie dieses unerschöpfliche Gefrierfach.

An diesem so einfachen Modell lassen sich nicht nur psychologische Schlüsselbegriffe wie Imagination, Intellekt, Vernunft, Gedächtnis oder Affekt interpretieren, sondern auch die Interpretation selbst, der Konnex etwa von Erkenntnis und Interesse, und damit eine ganze Symbolwelt an Bildung. Damit kombiniert werden nun jene monströsen Ausfallerscheinungen, wie wir sie so augenscheinlich in einer Welt vor Augen haben, die zwar die Technik des Sehens beherrscht, die dafür aber eine ganze Kultur des Schauens verloren hat. Nicht von ungefähr stellte die mittelalterliche „Unzucht der Augen" einen kompletten Katalog der Pathologie des Sehens auf, wie sie uns auch wieder eine überraschende „cura videndi" an die Hand gibt, eine Diätetik des Sehens, eine Ökonomie der Schauprozesse, Heilmittel für das Auge!

Zu diesem Erleben einer leibhaftigen Bildung aber bedarf es nicht nur einer Beschreibung, sondern eines lebendigen Umgangs in all diesen Bereichen eines wirklichen Gestalt-Kreises. Petrus gebraucht mehrfach dieses Bild des Kreisens, aus dessen Zentrum alle Linien ausgehen und in das sie wieder münden (Sc. 249, 32: Comparatur igitur centro circuli et puncto, a quo multe linee emanent et ad quem terminantur).

Sensus communis

Der Umgang im Gestaltkreis des Hirnkammer-Systems hebt an mit dem Allgemeinsinn (sensus communis), dem nach der Überlieferung keine eigene „cellula" zugewiesen war. Dem Allgemeinsinn (sensus communis) wird hingegen bei Petrus in der vorderen Hirnkammer eine imaginative Sinneskraft beigelagert, die auch „fantasia" genannt wird. Sie wird noch genauer als innerster Bereich der vorderen Hirnkammer lokalisiert (Sc. 260, 14: Est autem ymaginatio virtus sita in interiori extremitate anterioris cellule cerebri ordinata ad receptionem impressionis).

Schon hier wird deutlich, daß sich die Sinnesfunktionen nicht auf die lokalisierten Zonen einschränken lassen, vielmehr vielfältige Überschneidungen zulassen und damit auch ein höchst differenziertes Sinnesspiel. Dies gilt besonders für den Allgemeinsinn, der zwar in der vorderen Hirnkammer seinen Sitz hat (Sc. 260, 31: anterior cellula cerebri in qua sensus communis habet situm), der aber auch mit den anderen Hirnkammern in ständiger Beziehung steht (Sc. 260, 2: necesse est ut sensus communis aliis ut fantasie, estimationi ac memorie reddat).

Cellula phantastica

In Abweichung vom klassischen Kanon der Hirnkammern läßt Petrus die „virtus fantastica" in der mittleren Hirnkammer thronen (Sc. 263, 14: Est igitur fantasya virtus sita in media cellula cerebri ordinata ad compositionem et divisionem exercendas). Hier freilich übt sie Funktionen der „ratio" aus: Urteilen, Unterscheiden, Differenzieren, Harmonieren (Sc. 263, 4: eget anima sensibilis usu iudicii, discretionis, unionis, diversitatis, distinctionis, conpositionis . . . Ad hec autem virtus creata est fantastica, que hec omnia opera exercet). Lokalisiert ist die „fantasia" zwar in der mittleren Hirnkammer (Sc. 264, 2: Est autem sita in media cellula cerebri), wobei sie jedoch Beziehungen aufnimmt zur vorderen wie zur hinteren Hirnkammer (l. c. 4: nam ipsa formas . . . recipit et receptas componendo . . . memorative eas offert).

Über weitere Benennungen ist Petrus sich durchaus im klaren, und er führt verschiedene Bezeichnungen auf: „Fantasia" heißt sie, weil sie alle Erscheinungen formt und unterscheidet (Sc. 263, 19: quod formas apparentes format ac diiudicat componendo et dividendo). Auch nennt man sie „visio" oder „virtus ymaginativa". Ihres intellektuellen Vermögens wegen aber sollte man sie am besten „virtus cogitativa" nennen (1. c. 27: cum autem intellectus inperium, cogitativa vocatur), was sicherlich dem Funktionskreis der „cellula rationalis" am nächsten kommt.

Es gibt aber nicht nur funktionelle Überschneidungen, sondern auch anatomische Übergänge zwischen den Hirnkammern (Sc. 264, 13: Est autem via media secundum foraminis apertionem, per quam spiritus ab anteriori cellula ad illam mediam irradiat, que officio eius ministrat, et quo forme ex ymaginatione fluentes ei presentatur). Dort aber tritt wiederum das rationale Moment in Kraft (1. c. 23: omnes enim iudicat, distinguit, conponit ac dividit). Bei diesem feinen Zusammenspiel treten aber leicht auch Abweichungen auf (1. c. 33: deviatio ei accidit), die eine Regulierung durch den Intellekt erforderlich machen (1. c. 34: regimen suscipit intellectus). Zahlreiche Krankheiten, irre Träume, ja Leiden aus dem „Unterbewußtsein" (in profundis cogitationibus) haben hier ihren Ursprung (Sc. 264, 37: et multi ex ipsa errores trahunt ortum).

Virtus aestimativa

Unter Ästimation ist hier eine qualitative Würdigung, die Abschätzung, eine Güterabwägung zu verstehen. Hier haben wir es mit Werten zu tun (Sc. 265, 4: que ex sensibilibus eliciuntur, sicut sunt bonitas ac malitia, amicitia et immicitia). Ihren Sitz hat die „virtus aestimativa" in den Grenzbereichen der mittleren Hirnkammer (Sc. 266, 3: sita in extremo medie cellule cerebri), ihre Funktion ist, die Erscheinungen zu ordnen und zu beurteilen (1. c. 4: ordinata ad apprehensionem et iudicium). Die exzentrische und doch zentrale Lage dient weiterhin dazu, Intentionen aus der „Cellula phantastica" aufzunehmen und sie der „Memoria" weiterzuleiten (1. c. 9: eliciat intentiones et ipsas im memorie thesauro reponendas, conmittat).

Die „virtus aestimativa" ist somit eine höherwertige Kraft, aus der denn auch die wahre Lebensordnung erwächst (Sc. 265, 15: emanat regimen et ordo). Sie ist das Vermögen, Schädliches abzuwehren und sich dem Nützlichen zu nähern (1. c. 10: a nocivis removet et ad iurativa approximat). Sie hat ein besonders feinsinniges Vermögen, Schäden abzuwehren (Sc. 267, 22: per quas preservatur a rebus nocivis), mögen sie auch noch so verborgen sein (1. c. 31: unde omnis agna lupum timet, licet ipsum numquam viderit).

Thesaurus memoriae

Das Gedächtnis kann gleichsam eine „Schatzkammer der Güterabwägung" (thesaurus estimationis) genannt werden. Die „Memoria" hat aber auch einen besonders delikaten Umgang mit der Zeit, insofern sie Vergangenes erwägt und sich auf Kommendes einstellt (Sc. 270, 21: cognitio habeatur in futuro quorum et que habita est in preterito). Sie vermag sich zu erinnern (reminisci), wie auch etwas ins Gedächtnis zurückzurufen (rememorari). Zu beidem aber ist ausschließlich der Mensch fähig (Sc. 271, 5: reminiscentia soli inest homini). Noch einmal unterschieden wird zwischen der bloßen Kunst des Aufbewahrens (simplex conservatio) und dem wahren Gedächtnis (memoria).

Das Gedächtnis ist in der hinteren Hirnkammer lokalisiert (Sc. 272, 1: Organum vero memorie est posterior cellula cerebri); es ist von dieser Position her gesehen besonders anfällig für Störungen (permutatio) und Schädigungen (nocumentum), wofür einige Beispiele herangezogen werden. So leiden am Gedächtnis vor allem die Jugendlichen und die Greise (Sc. 273, 7: et ideo pueri et senes labilem habent memoriam). Bei äußeren Schädigungen der Hirnpartien werden auch die Sinnesfunktionen geschädigt oder gar aufgehoben, oder sie verkehren sich auf paradoxe Weise (Sc. 264, 10: Cum igitur hec pars nocumentum incurrit, eius operationes leduntur aut deficientes aut omnino aut ad contraria deviantes). Treten derartige Hirnschädigungen auf, so manifestieren sie sich oft in dramatischen Störungen, wie etwa bei einem epileptischen Anfall (Sc. 258, 19: accidit perturbatio in omnibus virtutibus particularibus sicut in epilepsia contingit).

Das Gedächtnis vermag aber nicht nur die Geschehnisse abgelaufener Zeiten zu beurteilen, sondern auch die Zeit selbst und damit den schwankenden Ablauf der Zeit (Sc. 272, 12: Non solum autem rem preteritam discernit, sed tempus et temporis fluxum diiudicat). Wichtig sind auch hier die Qualitäten der Säftemischung. Hier herrscht das trockene Klima vor, mit der Kühle gemischt, während das Vorherrschen von Feuchte und Wärme die Funktionen beeinträchtigt (Sc. 274, 2: in quorum cerebro simul humidum cum calido dominatur ingenio vigentes addiscentie et reminiscentie obtinent principatum, licet in eis memorie actio minuitur).

Zum leib-seelischen Funktionskreis

Der Weg der Bilder durch das Gehirn konnte uns als ein besonders einleuchtendes Gleichnis dienen für die Geschlossenheit des leib-seelischen Funktionskreises, eines wahren Gestaltkreises, in dem Erscheinung und Wahrnehmen, Ausdruck und Bewegung zu einer wahren Einheit und leibhaftigen Begegnung kommen.

Alle Grundelemente der Physiologie, sie ergaben sich – wie wir sahen – organisch aus dem natürlichen Zustand des Menschen. Als „regula omnium viventium" gibt der Mensch allem Lebewesen die Richtschnur. Aus der Pflanzenwelt heraus reicht diese Struktur, die als „fundamentum regiminis" gilt, bis ins menschliche Gehirn hinauf, in dem wir die Spitze, den „principatus primus", aller organischen Gliederung zu sehen haben. Von hier aus erhalten alle Funktionen ihr „habitaculum principale"; hier haben wir das „principium operis" vor uns.

Von solchen Prinzipien her gewinnt wiederum die Leiblichkeit in der Hierarchie des Organischen eine bedeutungsvolle Akzentuierung. Ist Leib doch immer organisierte Körperlichkeit, ein „organicum corpus", eine Organisation von Teilen, Kräften, Proportionen, Funktionen und Handlungen, ein höchst komplexer Funktionskreis, eine „ratio organisationis", die von der Seele immer nur final gesteuert wird. Die Organe werden daher gleichsam definiert als Mittel der Seele und vermittelndes Medium: „quod dicitur organicum, cadit quasi medium inter corpus physicum et animam" (Exp. 120, 26). Seelisches ist nicht zu definieren, wenn man Organisches nicht kennt: Eine Psychologie ohne physiologisches Verständnis erscheint dem Scholastiker absurd!

Bei einer seiner inquisitorischen Fragenketten ging Petrus von der Beobachtung aus, daß uns in der Wirklichkeit nur Körperliches in den Blick fällt: „Queritur, quare non possumus imaginari intelligentias, sed solum corpora, cum tamen in anima sensitiva sit quasi vestigium et descriptio intelligentiarum". Obschon die Seele in sich gleichsam eine Spur, die Inschrift der geistigen Welt, trägt, bleibt unsere Vorstellungswelt zunächst ganz auf das Körperliche beschränkt. Zwar empfindet und imaginiert die Seele, indem sie an den Dingen wirkt, ohne sich dabei dem Objekt angleichen zu können; es bleibt bei einer Exzitation. Sie regt an und regt auf, immer aber durch das Medium des Leibes; eine Ähnlichkeit erreicht sie nur durch die körperliche Welt. Mit einem Wort: Unser Weltbild bleibt immer anthropomorph, mehr noch – es ist somatomorph (Hec autem excitatio non est nisi mediante corpore; propter hoc suum apprehendere non est nisi solum ex corporeis).

Wenn der materielle Leib neben der „forma corporalis", einer Aggregation der materiellen Elemente, in eine „forma mixtionis" und eine „forma complexionis" gegliedert wird, dann lebt in allem der Begriff der Seele als ein „hoc aliquid" mit, als das „ens animatum", nicht nur als die „forma", sondern auch die „perfectio corporum". Sie wird geradezu in ihrem Bezug zur Leiblichkeit definiert als „corporis perfectio et principium". Sie hat als „quodammodo omnia" keine körperliche Lokalisation, ist vielmehr „ubique tota" im Leibe; sie hat einen jeweiligen Ort eben nur „per accidens". Nur im Funktionsgefüge selbst, in der akzidentellen Verfassung, d.h. in einer aktuellen Situation kann man von einer Manifestation der Seele im Organismus sprechen. Sie selbst ist überall, die Seele, an jeder Stelle als Ganzes, immer anwesend und überall da. Alle Organe funktionieren durch diese Seele, die der Motor und Rektor des Leibes ist. Das Prinzip dieser Bewegung aber teilt sie gradweise den Körpern mit: „ad vitam autem motus sufficienter consequitur".

Die menschliche Komplexion erscheint daher als die schönste, und des Menschen Leib scheint am ehesten geeignet, die vernünftige Seele aufzunehmen. Freilich erklärt sich mit dieser seiner größeren Distanzierung von den Elementarzuständen auch die stärkere Abhängigkeit seiner Lebensweise, sein umfassendes Restaurationsbedürfnis, das ihn zu einer eigenen Kunst der Lebenserhaltung und Lebensgestaltung zwingt.

Die Sonderstellung des Menschen erscheint hier auf eine höchst unmittelbare Weise verknüpft mit seiner physiologisch labilen Gleichgewichtigkeit, damit aber auch schon mit allen Möglichkeiten pathologischer Entgleisungen und Gleichgewichtsverluste, nicht zuletzt auch mit dem therapeutischen Ansatz, wobei der Hinweis auf die konkreten Voraussetzungen einer wissenschaftlichen Diätetik nicht zufällig ist. Physiologie, Pathologie und Therapeutik gehören bei allen differierenden Aspekten zum einen, einheitlichen Grundzug des Menschen. Die Phänomenologie des „homo patiens" ist ontologisch fundiert.

Mit diesen physiologischen Gesetzmäßigkeiten einer in sich geschlossenen leib-seelischen Organisation und ihren vitalen Bedingtheiten und existentiellen Abhängigkeiten sind wir bereits auf den Kern einer Krankheitslehre gestoßen, die nun in ihren einzelnen Dimensionen ausgeleuchtet sein will.

Teil II
Die Lehre von den Krankheiten

Die Krankheitslehre des Petrus Hispanus hat ihren umfassendsten Ausdruck in den „Opera Medica" des Codex 1877 der Madrider Nationalbibliothek gefunden. Wir wären daher gut beraten, noch einmal und ausführlicher der sachlichen Gliederung dieser Handschrift mit ihren 3000 Problemata nachzugehen.

Im „Prologus" bereits war eindeutig davon die Rede, daß der Mensch seiner körperlichen wie geistigen Ausstattung nach nur als Mikrokosmos zu verstehen sei. Ziel aber seiner einmaligen und eindeutig befristeten Existenz sei das „summum bonum", die Glückseligkeit. Aus dieser Rangordnung der Werte ergibt sich für Petrus auch die Hierarchie der Wissenschaften, die sich gliedern in Theologie und Philosophie und denen Recht und Politik wie auch Ethik und Ökonomik nur beigeordnet sind, während der Medizin eine durchgängig eigenständige Rolle zugesprochen wird.

Das Buch I der „Opera Medica" beschäftigt sich mit der Wissenschaft von den Lebewesen, deren bevorzugtes Objekt der Mensch ist. Vom Menschen her gesehen gliedert sich alle Wissenschaft zu einer Kategorial-Struktur des Seins, zu einem Schichtenbau alles Lebendigen, den der Mensch möglichst konkret zu kennen hat (ergo necessaria est cognitio naturarum omnium animalium). Daraus erklärt sich auch, warum es eine eigene Botanik und Zoologie gibt, aber keine eigenständige Anthropologie; denn der Mensch ist das Objekt alles Lebendigen, und alle Lebewesen haben ihre Ordnung in ihm (Cod. 1877, f. 256va).

Diese anthropologische Ausgangsposition ist entscheidend auch für die Krankheitslehre. Weder eine Biologie noch die Psychologie geben ausreichend Auskunft über den Menschen. Zu sehr ist der Mensch abhängig von der Schöpfung; er erschöpft sich aber nicht darin (durch seine „operationes"), geht vielmehr auf das Ganze zu, auf die „veritas" (l. c. f. 256va). Die Naturordnung ist immer auch eine Werteordnung.

Die folgenden spezielleren Kapitel behandeln die Funktionen der einzelnen Glieder im Organismus, wobei Physiologie und Pathologie des Herz-Kreislauf-Systems im Mittelpunkt stehen. Die Bücher IV, XI und XVI widmen sich den Geschlechtsorganen, dem Geschlechtsverkehr wie auch den Komplikationen bei Schwangerschaft und Geburt. Neben der Notwendigkeit und Bedeutung der Sexualität wird ausführlich diskutiert über Kontrarietät, Konkurrenz und auch Konfusion der Geschlechter. Abschließend wird mit der Erläuterung der verschiedenen „Seelenkräfte" noch einmal die prinzipielle „Leib-Seele-Einheit" herausgestellt.

Soweit zur formalen Gliederung, die uns indes schon einige Auskunft zu geben vermag über den Geist des Ganzen. Das Geheimnis des scholastischen Systems liegt einfach in der logisch aufgebauten Differenzierung und weitestmöglichen Aufgliederung vor dem Hintergrund einer kosmologisch orientierten Harmonie. Es ist jene Systematik der Proportionen, die auch der Krankheitslehre ihr konsequent durchdachtes Profil gibt und welche die so vielfältigen Möglichkeiten im Krankgewordensein zu ordnen erlaubt.

Hierbei ist es die „Seele", die auf der Folie der Materie eine Unendlichkeit an materiellen Variationen durchzuspielen hat. Nicht von ungefähr gerät dabei auch das Übergangsfeld zwischen „gesund" und „krank", die „neutralitas", in den Mittelpunkt der Vielfalt aller Zustände, aller Risiken und auch aller Möglichkeiten einer Restituierung.

Mit diesem auffallend differenzierten Schema sind noch einmal die wichtigsten Merkmale der Physiologie herausgestellt, die nun – im Grunde ohne Übergang – überleiten auf die wesentlichen Momente jener Allgemeinen und Speziellen Pathologie, die unser eigentliches Thema sein sollte. Zu den zentralen Bereichen seiner Anthropologie rechnet der Philosoph und Arzt Petrus Hispanus nicht von ungefähr einen Grundzug, der bereits in seiner Physiologie zum Ausdruck kam: die Struktur nämlich des Pathischen. Wir werden dabei zunächst einmal den Kernbegriffen der pathologischen Strukturgesetzlichkeiten nachzugehen haben, um daraus die Gliederung einer Allgemeinen Pathologie wie auch einer weit differenzierten Speziellen Pathologie abzuleiten.

1 Struktur einer Allgemeinen Pathologie

1.1 Der Mensch als „homo patiens"

Der Mensch als ein im hohen Maße sensibler Organismus ist zugleich ausgezeichnet als ein Wesen der Vulnerabilität und Alterabilität: Er ist der „homo patiens". So hatte es bereits bei Aristoteles geheißen (sentire pati quiddam est), so hat es Petrus häufig wiederholt (pati et moveri omni sensui insunt). Alles am lebendigen Menschen ist Bewegung und damit Reibung, Reizbarkeit, Verschleiß, ein Weg zum Sterben. Nach Platons Timaios kann denn auch Petrus den Kommentar zur „Isagoge Johannitii ad artem parvam Galeni" mit dem lapidaren Satz beginnen: „corpus humanum est corruptibile".

Die „natura pathologica" wird nicht allein aus dem Gleichgewichtsverlust der Säftekonstitution erklärt und schon gar nicht aus einem sonstigen somatischen Kern des Organisationsgefüges gedeutet, sondern von einem scholastischen Grundbegriff her, der nicht nur die biologische Lebensdauer ausreichend definiert, sondern auch jede krankhafte Störung zwischendurch verstehen lehrt. Es ist dies der Begriff der Zeit, genauer: die Ordnung der Zeit (ordo in tempore).

Gerade in seiner Leibhaftigkeit erscheint der Mensch als ein biologisches Mängelwesen, das uns begegnet im Horizont der Zeit. Das Wesen des Pathologischen wird daher nur aus der Zeitordnung zu verstehen sein, besser einer Zeit-Gestalt, in deren Rhythmik der Leib naturgemäß zerfällt. Die Zeit erscheint damit als der Horizont des Seins, als die Szenerie unserer so dramatischen Existenz.

Der Begriff der Zeit wird zunächst aus der Aristotelischen Naturphilosophie heraus gedeutet. Danach ist Zeit einmal „kinesis tou holou", dann aber auch „sphaera", das Fluidum einer gewaltigen kosmisch-zyklischen Bewegung. Nur aus diesem ihrem Bezug zur Bewegtheit kann Zeit erklärt werden als Umschlag, als „metabole".

„Zeit" kann daher nicht von räumlichen Vorstellungen allein her erklärt werden. Die „Teile" der Zeit sind nicht geometrisch zu denken (Exp. 338, 10: quod partes temporis non correspondeant partibus ipsius linee). Die „Stücke" der Zeit entsprechen in keiner Weise den Abschnitten einer räumlichen Länge, die auseinandergenommen oder zusammengefügt werden könnten (1. c. 339, 2: et ita erit tempus indivisibile ad divisionem linee, cum non respondeant partes temporis partibus ipsius longitudinis). Der Mensch erlebt seine notwendig befristete Zeit gleichwohl immer in einem Kontinuum.

Der Mensch ist von daher gesehen nicht nur erlebnisfähiger, sondern auch leidensfähiger als jedes andere Lebewesen. Er ist passibel, vulnerabel, korruptibel. Sein labiles Vegetativum wird lediglich kompensiert durch ein hochkomplexes Sensitivum. Es vermag dabei allerdings auch gesteuert zu werden durch ein rein geistig zu verstehendes Intellectivum, das den Menschen durch alle seine Schichten begleitet und das aus ist auf ein immer wieder von neuem zu regulierendes und zu kompensierendes Gleichmaß.

Vom biologischen Aspekt her gesehen hat man die Krankheit zunächst als eine „defectus equalitatis" zu begreifen. Das „detrimentum" von Lebenswärme und Lebensfeuchte zieht eine „destructio" der Lebensgeister nach sich; dieser folgt der „defectus virtutum" auf dem Fuße und schließlich mit dem stufenweisen Abbau der Lebensfunktionen die Auflösung des Gesamtorganismus (dissolutio machine membrorum).

Der Mensch stirbt „propter consumptionem humiditatis substantialis" und „propter extinctionem caloris naturalis" (Op. Ys., f. 156ra). Der Tod wird als „completum dominium materie morbi supra naturam" (f. 181vb) gesehen. Der Ort des Todes ist immer das Versagen des Herzens. Der Funktionsverlust des Gehirns, der Leber und der übrigen Organsysteme folgt unmittelbar dem Herztod: „Sed mors semper imitatur complexionem cordis, nam eo patiente omnia compatiuntur membra, unde membra corporis actionem suam faciunt propter moderatam propriam cordis complexionem, ideo quam actionem cerebri ablato suo moderamine, palam est auferri, idem est de epate intelligimus" (f. 156ra).

Diesen natürlichen Ursachen des Verfalls treten nun noch die akzidentellen zur Seite. Zahlreiche Zufälle, Ausfälle und Unfälle bedingen, daß der Mensch nicht das Lebensziel, den „cursus naturalis", erreicht; im Grunde stirbt der Mensch aus den angeführten Ursachen zu früh (terminus naturalis mortis numquam attingatur). Dieser akute „impetus mortis accidentalis" ist besonders schmerzhaft, während chronische Krankheiten sich dergestalt auswirken konnten, daß der Tod noch als ein „quasi naturalis" erscheint. Durch die allmähliche Auflösung während eines chronischen Leidens wird der Tod aber auch relativ erleichtert; der Mensch arrangiert sich mit seinem Leiden; er reduziert seine Lebensansprüche und ergibt sich leichter in das Schicksal.

Im einzelnen werden unter den Kriterien der Allgemeinen Pathologie aufgeführt:

1. Astrologische Schädigungen (aspectus superiorum corporum) erklären sich aus dem kontinuierlichen Influx des Makrokosmos auf den Mikrokosmos (corpora superia continue imprimunt in corpora inferiora).
2. Dispositionen der Luft, wobei die Bestandteile der Luft von den Hitzequalitäten unterschieden werden; miasmatische Einflüsse (putredo, pestilentia) werden hierbei so konkret beschrieben, daß man an eine eigene Infektionstheorie denken könnte.
3. Ein ständiger pathogenetischer Faktor sind die „res non naturales" der antiken Diätetik, wo neben der Luft die Ernährung, die Arbeit, der Schlaf, die Aus-

scheidungen und Gemütserregungen (concursus accidentium anime) eine große Rolle spielen.

4. Schließlich kommen die rein äußerlichen Schädigungen hinzu: Schlag, Biß, Fall, Gifte und was alles den Menschen aus seiner Umwelt treffen kann.

Die Union von „forma" und „materia" wird gelockert, der Nexus gelöst (dissolvitur). Tod ist die besondere „destructio" dieses Seinsmodus, ist die „separatio anime a corpore". Tod ist die „privatio actus primi", die letzte Regression der lebendigen Komposition. Die Nomenklatur des Todes erschöpft sich im Negativen: „privatio, destructio, dissipatio, ruptio, dissolutio, corruptio, regressio, consumptio, extinctio". Tod hat kein Sein. Es existiert nichts Totes. Dem Tod anheimzufallen, kann nur als Privation angesehen werden.

Leben ist eben dadurch gekennzeichnet, daß es den Ursprung seiner wesenseigenen Bewegung in sich selbst trägt (Exp. 130, 29: vita nihil aliud est quam habere principium motus essentialis in se ipso). Die lebendig in allem in Erscheinung tretende Lebensfeuchte (humidum) rangiert dabei keineswegs als eine der vier Qualitäten; sie ist vielmehr ein vitales Prinzip (l. c. 139, 23: est illud humidum naturale in quolibet cum quo radicatur vita). Das „humidum naturale" ist demnach kein empirisch faßbarer Stoff, und nicht einmal die elementare Erfahrung der Säftelehre, vielmehr ein vitales Radikal der Lebenserhaltung (l. c. 24: humidum est sicut nutrimentum humoris naturalis eius quod alitur).

Vor diesem Hintergrund erklärt sich auch die Rangordnung der grundsätzlichen Lebens-Mittel: Am wenigsten kann der Mensch die Zufuhr der Luft entbehren. Unentbehrliches Lebensmittel ist auch der Trank, dessen Feuchte und Kühle der Lebenswärme entgegenwirkt und gleichsam als Tau dient für die ausgetrockneten Glieder. Dann erst kommt die Speise, durch die der Leib sich lebenslang restauriert. Der Nahrung folgt die Verdauung, das Spiegelbild eines kontinuierlichen Assimilationsprozesses. Begleitet wird diese Alltagsrhythmik vom Wechsel von Schlafen und Wachen, die wiederum mit dem kosmischen Wechselschlag von Tag und Nacht im Einklang stehen.

Ein zweites Mal erscheint hier der Faktor „Zeit", diesmal nicht im organismischen Bezugssystem, sondern in einer eher kosmologischen Dimension. Die „vitale Energie" hat – so scheint es – im Laufe der Zeiten insgesamt nachgelassen (Exp. 484, 12: Unde homines moderni brevioris vite spatio funguntur quam antiqui). Als Gründe dafür werden angegeben: 1. die ehemals bessere Disposition der Luft und der übrigen Elemente, die durch die Menschen immer mehr verunreinigt wurden; 2. die Distanz von der ursprünglichen Verfassung der Schöpfung (prima origo), die eine allgemeine Degeneration nach sich zieht; 3. eine erschütterte Lebensordnung (diversitas regiminis), zumal die Alten sich augenscheinlich besser auf die Diätetik verstanden als die heutige Generation.

Das vierte und wohl entscheidende Motiv ist die finale, oder besser eschatologische Ordnung der Weltstruktur (Exp. 485, 5: ordo finalis, nature cursui deditus, a divina providentia destinatus). Von Anfang an war nämlich im Zeitgeschehen ein natürliches Gefälle festgelegt, welches die Struktur der Weltmechanerie einem Ende, ihrem Ziele zuführt (que status machine mundi cursum finire intendit), und zwar nicht nur in einen endgültigen, sondern auch besseren Zustand (ut ad meliorem statum perducat).

Auf diesem Wege werden letzten Endes aber auch alle korruptilen Verhältnisse in eine neue Ordnung geführt (l. c. 485, 13: Et hoc eis adveniet post complementum nature ultime ad quam omnia ordinantur et post finem operum eius). Diese kreatürliche Vollendung (incorruptionis decoratio) aber liegt nicht mehr in unserer Hand; sie wird uns von oben geschenkt (ex dono factoris excelsi).

Was aber bleibt dem Menschen in seiner vulnerablen und korrupten Verfassung zu tun? Er setzt gegen den Verfall der Dinge (cursus naturae) seine Lebensordnung und unterzieht sich jener Lebensführung (regimen), die ihm ermöglicht, sein Leben zu verkürzen oder zu verlängern, und zwar nicht autonom, in eigener Regie, sondern wiederum aus der göttlichen Vorsehung und Vorsorge und Vorhut (ex divina providentia). Die „prolongatio" des uns bestimmten Todestermins wird nämlich erreicht durch Vermeiden aller innerlichen oder äußerlichen Risiken (Exp. 484, 4: per prohibitionem rerum interiorum et exteriorum corporis sanitatem impedientium), einerseits also durch ein mehr negatives, die Risiken verhütendes passives Verhalten, mehr aber noch durch aktive präventive Maßnahmen (preservatio), durch jene Lebensführung eben, welche uns die Gesundheit zu garantieren vermag (l. c. 7: in regimine rerum in quibus conservatio corporis consistit).

Infolge der Widersprüchlichkeit in gemischten Körpern freilich geht die Harmonie (armonia vite) immer wieder verloren, und es entstehen Störungen und Krankheiten (Long. 416, 1: Unde vita et eius operationes per equalitatis defectum corrumpuntur, sicut in egritudinum invalitudinibus est videre). Den Ursachen und dem Wesen dieser „corruptio" wird nun näher nachzugehen sein.

1.2 Zur Begrifflichkeit der „corruptio"

Die vitale Zerstörung wird zunächst rein negativ gedeutet (Long. 428, 13: Corruptio igitur est egressus existentie rei ad privationem). Alle Dinge werden naturgemäß einer Nichtigung und Vernichtung zugeführt (Long. 428, 14: res ad nihilum reducitur). Alles, was sich in Bewegung befindet, hat von Natur aus sein Entstehen oder sein Verderben (Long. 407, 22: Unde omnia in motu semper sunt et fiunt aut corrumpuntur); das Leben unterliegt damit letztlich der Korruption.

An äußeren Merkmalen der „corruptio" werden vier Aspekte herausgestellt: 1. einer sachimmanenten Destruktion folgt auf dem Fuße die Dissipation. 2. Übermächtige Kräfte zerstören die Dinge infolge der Gegensätzlichkeiten der Natur. 3. Örtliche Gegebenheiten wirken sich auf diese Weise verhängnisvoll aus. 4. Wieder sind es die zeitlichen Bedingungen, die letztlich zur Korruption führen (Long. 441, 21: destructio rei a mensura succedente sicut a tempore, quod causa corruptionis rerum ponitur). Hier schon werden wir auf die „causa corruptionis" aufmerksam gemacht, die uns noch näher beschäftigen wird.

In diesem Zusammenhang taucht immer wieder von neuem das so rätselhafte Phänomen „Zeit" auf, das sicherlich in engster begrifflicher Verbindung mit dem „Werden und Verfallen" gesehen werden muß, auch wenn zwingende Gründe nach einem kausalen Zusammenhang von „Zerstörung" und „Zeit" nicht erbracht werden können.

Wolfgang Wieland (1985) hat mit Recht darauf aufmerksam gemacht, daß man sich hüten solle, dem Zeitbegriff ausschließlich kausale Valenzen zuzusprechen. Gewiß spiele sich alles Werden und Vergehen in der Zeit ab; man dürfe dabei aber nicht die Zeit selbst als Wirkfaktor geltend machen. Wieland warnt davor, als „Kronzeugen für einen kausalen Zeitbegriff" die berühmte Formel „tempus est causa corruptionis" in Anspruch zu nehmen. Petrus selber – so Wieland – habe lediglich die Vorgänge unter der Zeit und mit der Zeit verständlicher machen wollen, „da sie sich an Dingen abspielen, die sich in der Zeit befinden". Daher der bekannte Passus: „Die Zeit wird die Ursache des Verfallens genannt, weil sich der Verfall aller natürlichen Dinge in der Zeit ereignet; alle Dinge nämlich, die in der Zeit existieren, werden mit dieser Zeit zur Blüte wie zum Verfall gebracht" (Long. 442, 9–13: Tempus igitur causa corruptionis dicitur, quia rerum corruptio sub tempore accidit; omnes enim res quecumque sunt in tempore, cum tempore labefiunt et corrumpuntur).

Kurz zuvor aber findet man bereits die aufschlußreiche Bemerkung: Da die Zeit nun der Bewegung folgt, ist sie „per accidens" die Ursache der Korruption (Long. 442, 6: Tempus autem cum motum sequator, est per accidens causa corruptionis). Daher werde die Zeit auch allgemein als die Ursache der Zerstörung (causa corruptionis) bezeichnet.

Was sich in befristeter Zeit abspielt, ist prinzipiell der Zeitigung und ihrem Verfall unterworfen (Long. 442, 18: Quecumque enim agunt in tempore determinato, si excellant tempus, languescunt). Dies aber zu berücksichtigen und zu beweisen, sei in erster Linie Aufgabe nicht des Philosophen, sondern des Arztes (sed hoc certificare ad physicum spectat opus). Der Pathologe insbesondere wird nicht umhin können, sich immer wieder diesem Phänomen zu stellen. Es ist sein ureigenster Aufgabenbereich.

Das Pathologische resultiert demnach aus dem natürlichen Zusammentreffen der Dinge in der Zeit, aus dem „occursus rerum in tempore". Alle Dinge reiben sich auf mit der Zeit in einem natürlichen Gefälle der Elemente; Zeit bringt den Verderb mit sich: Leben zeitigt den Tod. Der Arzt wird sich deshalb – noch mehr als der Philosoph – mit den Dimensionen dieses Zeitlichen auseinanderzusetzen haben. Er wird an jedem einzelnen Kasus erfahren müssen, daß die Zeit nur in der Möglichkeit teilbar, in Wirklichkeit jedoch unteilbar ist (divisibile est in potentia, indivisibile in actu). Ihre Teile leben in einem chronischen Kontinuum, das nicht geometrisch aufteilbar ist (partes temporis non correspondeant partibus ipsius linee); ihre Stücke entsprechen in keiner Weise der Verfügbarkeit einer räumlichen Länge (non respondeant partes temporis partibus ipsius longitudinis). Die Zeit, die vor dem Kranken abläuft, ist unteilbar in jedwedem geometrischen Verständnis; Zeitordnung ist nicht aus der Naturordnung zu erklären.

Diese Voraussetzung muß respektiert bleiben, wenn nunmehr die Struktur einer Allgemeinen Pathologie aufgewiesen wird. Ist die Zeit Ursache der Korruption, so erlaubt sie auch die Untergliederung dieses pathogenetischen Prinzips. Die Korruption wird definiert als „egressus existentie rei ad privationem". Krankheit wird damit zu einem rein privaten Begriff; von einem „Krankheitsprozeß" hätte eine scholastische Anthropologie nie geredet.

Die Weisen des Verderbens sind dreifacher Natur: a) Das Leben unterliegt einer „reductio ad nihilum" durch die Erbsünde, die als „lapsus" gleichermaßen als ein existentieller Mangel der produktiven Schöpferkraft (custodia factoris desistente) anzusehen ist. b) Alles Leben verfällt schließlich auf eine natürliche Weise als „dissolutio rei" in jene Elementarstoffe, aus denen es zusammengesetzt ist; hierbei werden im einzelnen sieben verschiedene Möglichkeiten angesprochen. c) Schließlich kommt es zu einer „privatio rei" aus dem natürlichen Spannungsgefüge aller körperlichen Organisation heraus (per mutuam transmutationem contrariorum), die sich in der Krankheit nur noch eindeutiger manifestiert (Long. 438/39).

Da Krankheit nun so offensichtlich ein Phänomen der Zeit ist, wird das Problem des Krankheitsbeginns (principium morbi), der Übergänge und Phasen (tempora morbi) wie auch des Krankheitsabschlusses (declinatio morbi) zu diskutieren sein. Petrus fragt, in welcher Weise ein solcher Übergang in das Krank-Sein, ein „motus a sanitate in egritudinem", sichtbar werde. Der Krankheitsbeginn kann am ehesten aus den „accidentia morbi" herausgelesen werden, von denen a) „quedam antecedentia morbum", b) „quedam concomitantia", c) „quedam subsequentia" sind (Op. Ys. f. 180vb).

Damit lassen sich innerhalb der pathogenetischen Phasen klar unterscheiden: 1. der Beginn (principium), 2. das Anwachsen (augmentum), 3. der Zustand (status) und 4. das Abschwellen (declinatio) einer Krankheit (vgl. hierzu auch die gleiche Aufteilung im Cod. 1877, f. 280va). Die Fragen der Pathogenese im engeren Sinne sind dabei in den beiden mittleren Phasen zu erörtern, wobei es schwierig erscheint, die einzelnen Krankheitsstadien klar genug voneinander zu trennen (f. 181ra: sed nescio si verum est vel non!). Ein gewisses Kriterium ist dabei in der Affiziertheit der „virtus naturalis" zu suchen. Im Stadium der „declinatio" gehen die Zustände des Spektrums der „convalescentia", ebenfalls kaum klar abzugrenzen, wiederum in die Gesundheit über.

Was nun die Ursachen der speziellen Korrumpierung angeht, so werden abermals zwei Aspekte angeführt: innere Ursachen, die in der Konstitution oder Vererbung liegen, sowie äußere Bedingungen, die auf Schädigungen aller Art beruhen. Hierbei werden wiederum die „causae essentiales" unterschieden von den „causae accidentales". An essentiellen Ursachen werden fünf aufgeführt: 1. der Zusammenprall der verschiedenen Elemente mit den veränderbaren Stoffen (concursus elementorum contrariorum cum materia transmutabili). Aus den so verschiedenartigen Aktionen ergibt sich dann der körperliche Zusammenbruch (Long. 448, 8: ex eorum contrariis actionibus accidit dissolutio in corpore); 2. die von Natur aus schwächliche Konstitution (debilis coagulatio corporis et membrorum); 3. die Aufzehrung der Feuchtigkeit durch die natürliche Lebenswärme (consumptio substantialis humiditatis a calore naturali). 4. Zu berücksichtigen ist weiterhin die Menge an Feuchte, die der Lebenswärme Abbruch tut, so wie auch zuviel Öl der Lampe schadet (Long. 448, 19: sicut multitudo olei lucernam extinguens). 5. Schließlich ist die Disproportionierung der Glieder zu beachten, vor allem die Dominanz der Hauptglieder (Long. 448, 24: sicut cor suo calore elevato membra cetera incendit et eorum humiditates consumit).

An akzidentellen Ursachen sind demgegenüber drei zu beachten: 1. der Entzug der notwendigen Lebensfeuchte durch Nahrung (nutrimentis humiditatis substractio), insbesondere im Altern (Long. 449, 1: accidit in senectute propter caloris naturalis defectum); 2. die Überwältigung durch die Lebenswärme, welche das humorale Gleichgewicht auslöscht; 3. eine überwiegende Kälte, die ebenfalls dem Leben schadet (Long. 449, 5: frigiditas, que calorem hunc extinguit).

Schließlich sind noch die „seelischen" Ursachen der Zerstörung zu bedenken (causae corruptionis a parte animae), deren drei sind: 1. Die erste Ursache ist im natürlichen Widerspruch von Leib und Seele zu sehen. Der Körper nämlich hat eine gewisse Neigung zur Mitte (Long. 451, 5: Nam corpus habet inclinationem ad centrum, cum in ipso gravia dominentur elementa). Diese Schwerkraft wird erst aufgehoben mit dem Tode (l. c. 10: sicut in egressu anime a corpore contigit videre). Inzwischen aber leidet der Leib an seiner essentiellen Bewegtheit (in motu suo patitur laborem et penam). Daraus folgt zuletzt dann der Verlust des Naturstandes (ad hoc sequitur egressus a statu naturali, debilitas, dissolutio atque corruptio). 2. Die zweite „seelische" Ursache ist in der geistigen Natur der Seele zu sehen, die sich ihres Leibes nur bedient (Long. 451, 29: sicut instrumentibus quibus suas exercet operationes). Da der Körper aber nur unvollkommen handelt, folgen verschiedenste Schädigungen (detrimentum, debilitas, consumptio, labefactio, dissolutio atque corruptio). 3. Die letzte Ursache liegt in der Widersprüchlichkeit der Eindrücke und Aktionen (concursus impressionum, actionum et passionum), welche die Seele zu erleiden hat.

An äußeren Ursachen der „corruptio" werden schließlich noch vermerkt: die Konstellation der Gestirne, die Dispositionen der Luft, Ungleichgewichte in der Lebensführung (regimen corporis) sowie im Anfall äußerlicher Schäden. Ausführlicher wird dann noch auf die atmosphärischen Bedingungen eingegangen (Long. 453, 3–26). Nur am Rande erwähnt werden dann noch rein äußerliche Unfälle und Zufälle, wie Stoß und Schlag oder der Biß giftiger Tiere, und vieles andere, das aufzuzählen man kaum in der Lage sei (Long. 454, 9–14).

*

Ganz ähnlich spielen sich die Geschehnisse von Ätiologie und Pathogenese in der „Scientia libri de anima" ab, wo unter mehr philosophischen Aspekten den Ursachen und dem Wesen der Krankheiten nachgegangen wird. Die Ursachen der körperlichen „corruptio" werden hier in folgenden sechs Momenten gesehen (Sc. 335, 35: Corruptionem vero corporis sex rerum genera procurant): 1. in der anlagemäßigen Disposition unserer labilen Verfassung (ad coagulationem debilem); 2. in der Aufzehrung der Lebensfeuchte und in dem darauf folgenden Ver-

löschen der Lebenswärme (humiditatis consumptio et caloris sequens extinctio);
3. im Zersplittern und Verfallen der Glieder des Organismus (membrorum dissipatio, corruptio et permutatio). Die vierte Ursache wird in psychosomatischen
Konflikten gesehen, die fünfte in der Veränderlichkeit aller weltlichen Dinge.
Als letztes folgt der vitale Endstand (finis consecutio). In allem aber west die
Zeitlichkeit unserer leiblichen Existenz (Sc. 336, 23: corporis temporalis), da Zeit
sich nun einmal als determiniert erweist (l. c.: cum tempus sibi determinatum
excedit).

Was immer auch Teil hat an der Zeit, geht mit dem Körper zugrunde
(Sc. 338, 10: quicumque igitur dependentiam corporis tempore conprehensam
participat, in tempore cum corpore periit). Die Seele selbst freilich bleibt frei von
allem Verfallen (l. c. 7: separata a corporis corruptione salvatur). Liegt doch in
der Materie allein die Möglichkeit des Verfalls (Sc. 339, 6: in materia est potentia ad corruptionem). Nach ihrer Scheidung vom Leibe wird die Seele auf ewig
erhalten bleiben (Sc. 340, 13: manet igitur in conservatione perpetua separata).
So will es das Gesetz der Natur: In der Natur als solcher liegt aufgrund der Erbsünde (originalis defectus) bereits die Störung (Sc. 341, 22: ex propria natura defectus inesse videtur). Die Ganzheit indes kommt allein aus der Güte der Schöpferkraft (complementum vero ex virtutis beneficio creatoris). Dieses Geheimnis
zu betrachten, fällt freilich nicht mehr in den Bereich der Medizin.

Besondere Aufmerksamkeit verdienen gleichwohl die Verfehlungen und Ent-
gleisungen der Lebensführung (regimen), unter denen nach dem Topos der „sex
res non naturales" folgende sechs aufgeführt werden: 1. Unregelmäßigkeiten der
Atmosphäre (aer secundum omnes suas immitationes); 2. die Regulierung von
Speise und Trank (cibus et potus, secundum suas dispositiones); 3. Maßlosigkeit
bei der Auffüllung und Entleerung (inanitio et repletio); 4. Maß oder Unmaß bei
Bewegung und Ruhe (motus et quies); 5. der rechte Gebrauch von Schlafen und
Wachen (somnus et vigilia) und 6. Konflikte im Gemütsleben (accidentium
anime concursus). In allem aber geht es um das Maß (Long. 454, 7: In omnibus
hiis immoderatio usu acceptis accidit corruptio corpori).

Den vielfältigen Schädigungen werden nun in einem eigenen Kapitel die prä-
ventiven Maßnahmen (modi preservationum) gegenübergestellt. Hier wäre auf
die Ausgewogenheit von Wärme und Feuchte zu achten, auf reine Luft, auf an-
gemessene Nahrung (Long. 456, 9: Ad omnes autem vias necessarium est regimen idonei nutrimenti) und ähnliche Vorsorge, die in erster Linie Aufgabe der
Medizin ist (Long. 457, 5: nam scientia medicinalis ordinatur ad corporis humani custodiam). Ist doch die Aufgabe dieser Kunst, die Gesundheit zu erhalten
und sie wiederherzustellen, wo sie verloren (indiget arte conservante sanitatem et
amissam recuperante).

Von den Bedingungen der „conservatio"

Der Widerwärtigkeit der Dinge (contrarietas rerum) entgegen steht – wie wir des
öfteren lesen – eine natürliche Erhaltungskraft (conservatio), die auf fünf Prinzi-

pien beruht (Long. 444, 10–27): 1. der Beständigkeit der elementaren Natur (continentia naturalis); 2. der naturhaften Regenerationskraft des Organismus (excellentia sui virtutis); 3. dem Zusammenhalt aller Teile (fortis compactio compositionis); 4. dem Gleichgewicht aller Kräfte (equalitas elementarium qualitatum) und 5. einem endogenen Harmoniebestreben (forma regens et temperans).

Die konservativen Kräfte äußern sich weiterhin in drei Richtungen: 1. durch ständige innere Umwandlungen des Organismus (per transmutationem); 2. durch eine Erneuerung der verschiedenen Zustände (per renovationem); 3. durch die organische Fortpflanzung (per propagationem et seminis multiplicationem). In all diesen Bereichen hat die göttliche Vorsehung erhaltende Kräfte (virtutes generativas) vorgesehen, auf daß in ihrer ständigen Erneuerung (renovatio) die Energie im Weltall erhalten bleibe (Long. 445, 12: integritas permaneat universi).

Die Struktur der Weltmechanerie (constructio mundane machine) wird demnach durch zwei Momente in Gang gehalten: 1. durch die „Natur" als solche, die im ganzen Weltall als genuine Kraft wirkt (virtus universi mundi); 2. durch eine permanente Erneuerung (generatio continua) und stetige Regeneration (renovatio perfecta). Zerstörung und Erhaltung halten sich auf diese Weise die Waage (Long. 445, 25: ut quod in toto per unius partis corruptionem deperditur, per alterius consimilis regenerationem restauretur).

Ein eschatologisches Moment ist innerhalb dieser Weltharmonie nicht zu verkennen. Während nämlich die Dinge im Zuge der Zeit unausweichlich zerstört werden (Long. 446, 10: a tempore inevitabiliter corrumpuntur), werden sie von der durchwaltenden universalen Ordnung erhalten (per ordinationem conservantur), wobei die Verfallsmomente (occursus rerum, in quibus consistit corruptio) im Verlaufe der Zeit sich mindern (corruptio sub tempore evitetur vel reprimatur), so daß in einer gewissen Periode dann alle Dinge zu ihrem Heile gelangen (l. c. 446, 13: ut secundum certum periodum res salve absque corrumpentium causarum impedimento in statu debito conserventur).

*

Eine wesentliche Vertiefung erhält dieser Gedankengang in den Kommentaren des Petrus zu Dionysius Areopagita, wo des öfteren von der zu erwartenden endzeitlichen „Inkorruptibilität" die Rede ist und von der Auferstehung des Leibes (Dion. 261, 26: Post resurrectionem quando veram induerimus incorruptibilitatem et immortalitatem in corpore). Mit dieser Auferstehung wird die Wiedergeburt vollendet sein, die uns wieder zu Kindern Gottes macht (l. c. 262, 32: quando facta fuerit per resurrectionem regeneratio, per quam adipiscitur vera Dei filiatio).

Bei dieser Gelegenheit wird der Begriff der „corruptio" in eine interessante Verbindung mit dem Begriff des Übels in der Welt (malum) gebracht. Alles nämlich, was die Natur nicht korrumpiert, vielmehr heilmacht, kann nicht von Übel sein (Dion. 374, 27: Hec ergo que non corrumpunt naturam set salvant, non sunt mala). Ist doch die „corruptio" nichts anderes als Defekt und Kranksein und damit Verfehlen der natürlichen Vermögen und Handlungen (l. c. 28: Corruptio autem nature est defectus et infirmitas naturalium virtutum et operationum). Natur selbst kann nicht böse sein (l. c. 32: neque in tota natura est malum). Das Übel nämlich ist ausschließlich dadurch charakterisiert, daß es außer der Natur und wider die Natur erscheint, das heißt aber als „privatio" aller natürlichen Ordnungen (Dion. 374, 37: Malum autem est quod est preter naturam et contra naturam, scilicet privatio ordinis naturalium). Das Übel nämlich ist eine Art von Impotenz, die eben das nicht zu leisten vermag, was durchzuführen der Natur eigen wäre (l. c. 375, 1: Nulla ergo natura mala est set nature malum est impotentem esse ad perficiendum ea que sunt proprie nature).

Immer wieder bekennt Petrus sich zu dem Schluß: daß das Übel an sich schon Kranksein bedeute und eine Impotenz, daß es ein Verfehlen der Erkenntnis oder des Glaubens sei wie auch alles Wirkvermögens und aller Sehnsucht nach dem Guten (Dion. 383, 12: Et, ut sepe dictum est, malum omnino est infirmitas et inpotentia et defectus aut cognitionis aut fidei aut operationis aut desiderii boni).

Mit seiner Sinnlichkeit wird der Mensch gleichsam geprägt als ein Wesen der Vulnerabilität; er wird ständig alteriert von Sensationen und Passionen. Mit der Sinnlichkeit gleichsam verbunden sind Affektivität, Reizbarkeit, Passivität, Irritabilität (pari et moveri omni sensui insunt). Alle Sinnlichkeit ist verquickt mit Lust und Leid (cum delectatione vel tristitia). Die Sinne sind Pfade zu Freud und Schmerz, Pfade auch für die Reibung, für den Verschleiß in der Zeit, für die Phasen des Sterbens.

Verschiedene Lebewesen, namentlich die höheren, sind aus einer schwächlichen Disposition zusammengesetzt (Com. 499, 13: debili coagulatione compacta sunt). Sie bedürfen daher eines regulierenden und dirigierenden Prinzips (necesse est, quod habeant aliquod regens et dirigens ipsa). Sie zerfallen daher auch um so mehr und schneller, je höher sie organisiert sind (l. c. 31: tanto citius dissolvitur).

Avicenna schon war der Ansicht, daß alles lebendige Sein seiner Distanzierung von einer seinshaften Gegensätzlichkeit wegen sich leibhaftig verändern müsse. Wo sich diese Gegensätzlichkeit am reinsten zeige, wie bei den Elementen an sich, bleibe das Leben eingeborgen und erfahre keinen Abstand. Bei den vielschichtig gemischten Lebewesen aber, die selber bereits aus elementaren Gegensätzlichkeiten zusammengesetzt sind, kommt es zu einem stufenweisen „recessus a contrarietate" (Op. Ys. f. 11va) und damit zu einem mehr oder weniger vollkommenen Partizipieren am Lebendigsein, kommt es zu einem Verlust der lebendigen Ganzheit. Am meisten aber ist der menschliche Leib diesem lebendigen Spannungs- und Ausgleichsgefüge ausgesetzt; ist doch seine Verfassung edler und gleichwertiger als bei allen anderen Lebewesen, weshalb sie auch zu einer adligen Lebensführung am meisten disponiert (Op. Ys. f. 11va: nam sua complexio nobilior et equalior est ad nobilissimam vitam disponens).

Von all dem hat ein Arzt einfach zu wissen, will er zum Begleiter und Leiter dieser allzeit kritischen Existenz werden. Er in erster Linie weiß um den „ordo naturalis", in welcher der Mensch – im Gegensatz zur „coagulatio fortis" des Pflanzenreiches oder der sinnlichen Sicherheit der Tierwelt – einer „virtus deliberata" unterliegt. Der dem zeitlichen Verfall ausgelieferte Mensch bedarf von

Natur aus einer kultivierenden Lebensgestaltung, eines „regimen", einer „ars conservandi", einer allgemein verbindlichen „regula vitae".

Gleichwohl zeitigt Leben den Tod, was in erster Linie den Menschen zu einem „homo patiens" macht. Pathos erscheint hier ganz selbstverständlich als die natürliche Mitgift des Kosmos. Der Mensch in der Welt – der Zeit ausgesetzt – ist ein leidendes Wesen. Er kommt und geht mit der Zeit, blüht auf und welkt hin in der Zeit. Unser Lebensfutter (pabulum vitae) wird zeitlebens ausgedörrt, aufgeleckt, unterhöhlt, vernichtet. Vom Beginn des Lebens an dauert dieser Konflikt, der schließlich in die Katastrophe führt. Leben ist lebenslanges Sterben. Leben trägt den Tod in sich aus. Das Leben zeitigt den Tod.

1.3 Die Lehre vom Tod

In der Krankheitslehre des Petrus Hispanus wird der Tod keineswegs als pure Faktizität hingenommen; er will erklärt sein, weil wir unvermeidlich nach seinem Sinn und damit unablässig nach den Ursachen und Zwecken des Verfallens zu fragen haben. Vom Wesen der Korruptibilität her gesehen ist der Mensch ja aus der Naturordnung ausgebrochen, sieht sich der Zeit ausgesetzt und damit entgegengeworfen dem Tode. Leiden und Sterben sind unser aller Schicksal.

Die Nomenklatur um Sterben und Tod erschöpft sich auffälligerweise im Negativen. Immer wieder finden wir Begriffe wie: „dissolutio, destructio, ruptio, extinctio, corruptio, consumptio". Tod hat kein Sein, wie ja auch Kranksein kein Geschehen ist, eben kein pathogenetischer Prozeß, sondern eher das Gegenteil: ein existentielles Unterlassen, ein „modus deficiens", ein ontologisches Manko. Alle Dinge reiben sich auf im Gefälle des Geschehens; Zeit bringt Verderben und Verfall mit sich. Sterben wird grundsätzlich als privatives Moment angesehen (Long. 418, 24: Mors autem huius est privatio et est corporis viventis corruptio). Der Tod ist schlechthin die Aufhebung von Leben (Op. Ys. 424, 7: mors est privatio vite).

In seinen theologischen Schriften hat Petrus sich besonders intensiv mit dem Wesen der „privatio" und „annihilatio" auseinandergesetzt. Das Übel hat nach ihm grundsätzlich kein Sein (Dion. 358, 11: Malum enim est extra ens et non est ens per defectum). Allerdings ist es das Übel, welches zerstört (l. c. 357, 30: Malum vero corrumpit et destruit). Das Böse aber kann nicht vom Guten stammen. Denn wie es gegen die Natur des Feuers wäre, wenn es kühlte, so wäre es gegen die Natur des Guten, wenn es irgend etwas Nicht-Gutes schaffen würde (Dion. 357, 25: Nam sicut contra naturam ignis est ut infrigidet, sic contra naturam boni est ut producat aliquid non bonum). Da nun alle Güter aus dem Guten kommen, kann nichts, was real existiert, dem Übel entstammen (l. c. 27: Et cum omnia sint ex bono, nihil existentium est ex malo). Denn das Gute schafft nun mal alles Sein und will alles Natürliche heil haben (l. c. 28: Siquidem naturaliter bonum producit ad esse et salvat in esse nature).

Wer auch immer das Übel mit in Betracht zieht oder gar auf das Böse aus ist, der tut etwas, was man eigentlich gar nicht tun kann (Dion. 379, 28: Nullus enim ad malum respiciens vel malum sibi desiderans, facit quod facit). Daher kann das Übel keine eigene Substanz haben, ist vielmehr nur die Aufhebung des substantiellen Seins (l. c. 30: Unde malum non habet substantiam set substantie privationem). Das Böse tun ist daher kein Zeichen von Lebenskraft, sondern von Krankheit (l. c. 382, 16: facere malum non est virtutis set infirmitatis).

Petrus zieht daraus den Schluß, daß das Übel nicht aus der Leiblichkeit als solcher kommen könne; alle Zerstörung, alles Krankwerden auch, ist vielmehr ein Defekt im Formalen, ist die Privation der Ordnung der Natur (Dion. 375, 26: Set neque in corporibus, non solum in animalibus, est malum. Nam turpedo et infirmitas corporalis est defectus forme et privatio naturalis ordinis). Wird etwa die Schönheit und damit auch die formale Ordnung der Natur zerstört, geht auch der Leib zugrunde (l. c. 375, 28: Si enim perfecte destruatur pulchritudo et forma et ordo natura peribit ipsum corpus).

Tod wird immer wieder definiert als Aufhebung (privatio) der Lebenskraft (Long. 423, 3: Cum igitur vita sit actus primus ab anima corpori unita emanans, mors est privatio huius actus essentialis per absentiam anime a corpore introducta). Des Todes destruktive Kraft löst die Verbindung von Leib und Seele (Long. 423, 11: et mors que est destructio huius esse, in separatione anime a corpore consistit). Wird der leibhaftige Nexus gelöst, tendiert alles zur Auflösung (Long. 423, 19: nexus utriusque dissolvitur, et omne compositum ad privationem regreditur).

Vom Wesen der „dissipatio"

Im Tod wird die erhaltende Kraft leibhaftiger Organisation aufgehoben und zerstreut (Long. 419, 21: ... consistit conservatio; mors autem horum sequitur dissipationem). Dem Wesen dieser organischen „Zerstreuung" (dissipatio) sollte nunmehr näher nachgegangen werden. Nicht von ungefähr zitiert Petrus in diesem Zusammenhang Galen, der den Tod definiert hatte als Übermächtigung durch die morbide Materie (Op. Ys. f. 181vb: quod mors nihil aliud est quam completum dominium materie morbi supra naturam). Der Natur wird die Kraft zugespielt, alle Bindungen zu lösen (et ita natura sive virtus potest dissolvi); der Tod ist dann nur noch Konsequenz (et inde mors potest consequi).

Der Tod wird letztlich bedingt durch die Zerstörung des „spiritus", der als das vitale Medium zu gelten hat (Long. 430, 11: Cum autem spiritus sit medium in vita, eius destructio mortem inducit). Die von Natur aus schwächliche Konstitution (debilis coagulatio) äußert sich zwar in allen höheren Lebewesen, am meisten aber beim Menschen (Long. 425, 3: nam in corporibus animatis debilis est coagulatio et maxime in animalibus et precipue in homine). Diese extreme Disposition in erster Linie macht den Menschen leidensfähig (Long. 425, 20: Hec igitur mollis coagulatio corpus passibile reddit).

Damit sind die wesentlichen anthropologischen Merkmale der Dissipation festgelegt. Das Leben ist aus seiner Naturgesetzlichkeit heraus terminiert (Long. 483, 23: termini autem vite in unoquoque sunt a natura destinati); jedes Leben unterliegt einer eigenen Periodisierung (proprio mensuratur periodo). Während der Lebensfrist aber läßt sich Leben verlängern oder verkürzen; der Verlängerung dient das Regimen (cursus naturae regimen suscipit). Das befristete Leben indes wird einer höheren Bestimmung zugeführt (Long. 485, 7: ut ad meliorem statum perducat). Die leibhaftige Verklärung (incorruptionis decoratio) indes steht nicht in unserer Hand; sie ist ein Geschenk des gütigen Schöpfers (l. c. 16: ex dono factoris excelsi).

Phasen des Sterbens

Der Tod kündigt sich beim Menschen allgemein durch heftigen Schmerz an (Long. 433, 2: In adventu mortis naturalis vehemens accidit dolor). Der Schmerz wird begleitet von Angst, welcher die Traurigkeit folgt (Long. 435, 5: Non est igitur mirum si, sui corporis machina dissoluta, nexu contracto in vita egritudinis, angustia ac tristitia naturaliter affligitur). Der Tod als Aufhebung der Lebenskraft und der „corruptio" des lebendigen Organismus geht demnach mit der schmerzhaften Loslösung der Seele aus ihrem Leibe einher und der daraus folgenden „dissipatio" des leiblichen Mechanismus (Long. 418, 24: Mors autem huius est privatio et est corporis viventis corruptio ex separatione anime a corpore et ex eius machine dissipatione proveniens).

Sterben wird zwar als unvermeidlich (inevitabiliter), aber auch als ein ganz natürlicher Vorgang angesehen (Long. 481, 4: accidit ordinis naturalis). Wegen der vielen Zufälle und Unfälle während der Lebenszeit ist der natürliche Tod freilich sehr selten (l. c. 15: pauca corpora ad consummationem mortis peveniunt naturalis).

Worin aber besteht nun der „natürliche" Tod? Er besteht in der Erschöpfung der Lebensfeuchte und dem Erlöschen der Lebenswärme (in consumptione humidi et resolutione calidi). Da beide prävenierenden Maßnahmen unterliegen, läßt sich der Tod hinausschieben (l. c. 481, 21: mors naturalis prolongari posse videtur).

Dem „natürlichen" Tod wird der „akzidentelle" entgegengestellt, der wiederum fünf Ursachen hat (Long. 430/31): 1. das Verlöschen der natürlichen Wärme (calor naturalis); 2. das Überhandnehmen der Lebensfeuchte durch zu üppige Nahrung (multitudo humiditatis); 3. eine zunehmende innere Schwächung; 4. eine Schädigung der Hauptorgane des Körpers (membrorum nocumenta); 5. Die Schwächung der Lebensgeister (spirituum dissipatio aut corruptio).

Wieder sind es die beiden pathogenen Momente, die das Sterben bedingen und begleiten: die Aufzehrung der Lebensfeuchte und das Verlöschen der Lebenswärme (Op. Ys., f. 156ra: propter consumptionem humiditatis et propter extinctionem caloris naturalis). Die Lebenswärme, als das aktive Formprinzip, wird unterhöhlt, dörrt aus, vernichtet dabei aber auch die Lebensfeuchte, den Lebensstoff (pabulum vite). Die ursprüngliche Lebensfeuchte wird während der Dauer des Lebens aufgezehrt; ist sie völlig verzehrt, kommt natürlicherweise der Tod (Cod. 1877, f. 287rb: et in fine consumptionis quando totum consumptum est, venit mors naturalis); dieser Tod aber ist von Natur aus jedem Lebewesen vorbestimmt (l. c.: sequitur statim mors naturalis que destinata est unicuique individuo per naturam). Als Vorbereitungszeit zum Sterben aber dient nicht zuletzt das Alter.

Umgang mit Altern

Im Alterungsprozeß werden drei Phasen unterschieden: Die erste Phase ist „calida et humida", eine zweite „calida et sicca", die Endphase aber „frigida et humida" (Long. 428, 13–27). Der letzten Phase folgt ein natürlicher Tod (Long. 429, 21: in illa necessario mortis terminus advenit naturalis).

Das Alter wird weiterhin als ein ganz natürlicher Weg zum Sterben (via in mortem) definiert. Gleichwohl sind Gegenmaßnahmen zu ergreifen, die in einer programmhaften „Diätetik für das Alter" bestehen (queritur de dieta senibus). Für die Lebensdauer entscheidend ist vor allem ein gemäßigter Habitus; zu fetter oder zu magerer Zustand wirkt sich schädlich aus (Long. 479, 5: In omnibus autem mediocris habitudo vitam conservat, temperamentum autem egrediens ipsam abbreviat).

Das Gleichgewicht im Säftesystem darf gerade im Alter nicht erschüttert werden (Long. 471, 19: complexio equalis que in temperamento consistit). Vom „cursus naturalis" soll möglichst nicht abgewichen werden. Ein schlechtes „regimen" führt zu häufigen Krankheiten und beschleunigt den Tod. In der Dyskrasie der Säfte wirken sich beim alternden Menschen das Kalte und das Trockene am schädlichsten aus (l. c. 473, 18: In ipsa enim calor deficit naturalis et humiditas consumitur. Et sic mors properat naturalis et accidentalis).

Durch das Erfahren der Zeitlichkeit und mit seinem Wissen um den Tod ist der Mensch ganz und gar „homo patiens" geworden: ein labiles, vulnerables, pathisches Wesen, das in seiner Desintegration wesentlich einer Rehabilitation bedarf. In seinem fragilen Gehäuse ist der Mensch angewiesen auf das „regimen sanitatis", eine Lebensführung, deren Kern die „custodia vite" bildet, ein so fürsorglicher wie vorsorgender Lebensschutz.

Aus der Begegnung mit dem Tod resultiert nämlich nicht nur die existentielle Verwirrung, der wir nun einmal lebenslänglich ausgesetzt sind, sondern auch die bleibende Heilaufgabe für dieses so vulnerable und irre Wesen Mensch: Angesichts der beim Sterbenden drohenden „privatio vite" hält die Seele den Leib besonders an zur „conservatio", fordert ein „regimen", postuliert einen Schutz vor der „dissolutio". Die „Seele" erscheint hier als das beharrliche Prinzip, das dem „defectus" und der „corruptio" entgegenwirkt.

Dem Menschen nämlich als „mundus minor", welcher die „machina mundi" begreift, dem Menschen, als „exemplar imaginis" gebildet und berufen zur „similitudo" mit dem Schöpfer, diesem Menschen hat der „artifex mundi", in welchem „proprietates omnium consistunt", das „regimen ad conservationem" eigens ans Herz gelegt.

2 Spezielle Krankheitslehre

Da die Ursache der Lebensdauer in allen Organisationen per analogiam die gleiche ist, muß auf Grund dieser „collatio viventium ad invicem" auch die Krankheitslehre als ein allgemein biologisches Problem angegangen werden. In allen Lebensbereichen beruht die Verlängerung des Lebens auf der Kräftigung der natürlichen Lebenswärme (Op. Ys. f. 156va: in confortatione caloris naturalis), die Verkürzung aber auf dem Verlust der natürlichen Lebensfeuchte, dem „humidum radicale" als einem „pabulum vite" (l. c. f. 156va: in resolutione humidi naturalis).

Das erste Kapitel der Bücher VIII und IX zu „De animalibus" im Codex 1877 bringt zunächst eine geschlossene Untersuchung der Tierkrankheiten, wobei auch hier das Problem einer absoluten Regeneration kurz vorausgestellt und mit wenigen Argumenten ad absurdum geführt wird. Haly Abbas dient als Zeuge für die Tatsache, daß sich die hauptsächlichen Zeugungsorgane nicht regenerieren können (Cod. 1877, f. 267rb: quod membra radicalia spermatica non possunt regenerari), mithin eine Wiederherstellung der Jugend ausgeschlossen ist (ergo renovatio iuventutis est impossibilis).

Bei den Tierkrankheiten wird dann im einzelnen die Frage aufgeworfen, warum man bei den Fischen keine ansteckende Krankheit (morbus pestilencialis) findet, warum sich Ansteckungen häufiger bei Haustieren als auf der Wildbahn auswirken, warum bei den wilden Tieren seltener als bei den anderen und warum bei den Vögeln am seltensten. Hierzu wird bei den Fischen die fehlende Luft als Überträger ins Feld geführt (l. c. f. 267va: ad primum istorum dicendum est, quod morbus contagiosus est per infectionem aeris et quia pisces non attrahunt aera, propter hoc in ipsi non est morbus pestilencialis), zum anderen aber auch der Selbstreinigungsprozeß der fließenden Gewässer in Betracht gezogen (secunda causa, quia halutant in aqua, aqua autem mundificat sordes et propter hoc non inficiunt a rebus putridis sicut cetera animalia). Ein drittes Moment ist schließlich der hohe Salzgehalt der Meere (tertia causa est, quia pisces habitant in mari, que est salsum, sal autem profuat a putridine).

Von noch größerer Bedeutung als die erstaunlich genaue Beobachtung des Infektionsmodus erscheint der Hinweis auf die soziale Komponente beim Ausbrechen von Infektionskrankheiten (Cod. 1877, f. 267va: Ad secundum dicendum, quod societas multum operatur ad contagium). Besonders die domestizierten Tiere sind hier im Gegensatz zum freien Wild den gleichen Krankheitsbedingungen unterworfen wie der Mensch (animalia autem domestica sunt in societate hominum et attrahunt aerem corruptum et infectum. sed silvestria attrahunt aera magna pura, et ideo minus accidit eis morbus pestilencialis). Weitere Argumente über den Unterschied zwischen den menschlichen und tierischen Erkrankungen werden der Säftelehre entnommen.

Hingewiesen wird im einzelnen noch auf Krankheiten bei Vögeln und Kühen, die besonders soziabel seien, ferner auf die Krankheiten von Pferden und Schweinen, in weiterem Zusammenhang dann auch auf die Leiden der Tiere des Meeres. Es wird eingehend betrachtet, inwieweit die Tiere zu Freundschaften und Feindschaften fähig sind, inwiefern sie dazu eines Gedächtnisses bedürfen und warum die „memoria" allein das Reservat des bewußten Menschen sein kann (f. 267vb: Ad secundum dicendum, quod memoria secundum nunc et tunc et in tempore solum est in homine, sed memoria magis confuse est in animalibus). Das Gedächtnis in seinem hellen Bewußtsen wird damit ganz auf das „nunc et tunc" der zeitlichen Verhältnisse fixiert.

Gefragt wird weiterhin, warum Mensch, Affe und Elefant die Brustwarzen auf der Brust und nicht etwa unter dem Bauch trügen; hingewiesen wird dabei aber auch auf den vorwiegend dekorativen Charakter der Mamillae beim Menschen (Cod. 1877, f. 260ra: dicit philosophus quod mamille sunt in homine ad decorationem). Ähnliche Bemerkungen weisen bereits auf eine Vergleichende Physiologie und auch Pathologie hin.

Die Ansätze und Ausführungen zu einer „Vergleichenden Pathologie" veranlassen Petrus nun auch, auf das Wesen des Tieres zu sprechen zu kommen. Das Tier ist im ganzen unvollkommener als der Mensch; es ist zwar weitgehend instinktgesichert, dabei aber umweltverhaftet, demnach ohne Entscheidungsfreiheit (libertas). Die Tiere besitzen zwar alle ihr Sinnesvermögen, kennen aber nicht die existentielle Distanzierung von den Dingen (Exp. 376, 21: que solum habent gustum et tactum, non sentiunt per distantiam, sed omne quod est eis appetibile actualiter est coniunctum secundum locum). Wahre Entscheidungsfreiheit hat daher nur der vernunftbegabte Mensch (l. c. 378, 3: deliberatio est in rationalibus).

Das Tier bleibt somit milieuverhaftet und existiert in purer Aktualität. Es hat keine Zukunft und keine Vergangenheit, ohne welches Bewußtsein auch des Menschen Dasein zusammenschnurren würde auf die eine Dimension aktualer Spontaneität. Als Wesensunterschied wird daher nochmals die rational begründete Entscheidungsfähigkeit herausgestellt (l. c. 382, 25: libertas arbitrii in ratione est).

Aus dem Tierverhalten wird schließlich eine Typologie der menschlichen Bereiche von Kunst und Wissen abzugrenzen versucht, wobei die „ars" auf aktive „operatio", die „scientia" aber auf „quies" bezogen wird. Während Aristoteles dem Tier in seiner animalischen Tätigkeit eine gewisse Kunstfertigkeit zugesprochen hatte, ist dies beim Wissen allein für den Menschen möglich (f. 268ra: dicit enim philosophus in secundo physicorum, quod anima in sedendo et quiescendo sit sapiens et prudens). Die Kunst wird dabei als ein Vermögen definiert, viele Dinge auf eine Einheit zu regulieren, ohne daß etwas hinzugenommen oder abhanden gekommen sei (quod ars est regula multorum ad unum, ubi non additur

nec diminuitur, et hanc viam habent septem artes, regulantur enim per sua principia propria), während das Wissen sich nicht aus seinen eigenen Prinzipien heraus ordnet, vielmehr als ein Habitus zu beschreiben ist, bei dem etwas wachsen
oder verkümmern kann; als Beispiel für eine solche Wissenschaft wird die Heilkunst aufgeführt (sed scientia hec est habitus, que potest augeri et diminui, ut
medicina).

Auf Grund dieses seines Wissens und seiner Wissenschaft hat der Mensch
sich aus seinen natürlichen Verhältnissen emanzipiert und distanziert; der Adel
des Menschen liegt geradezu in seiner unspezifizierten Omnivalenz. Als Beispiel
wird die Nahrungsweise von Mensch und Tier herangezogen: Während das Tier
auf seine bestimmte Nahrung hin spezialisiert wurde, kann der Mensch sich aus
allem etwas heraussuchen und hat somit die freie Wahl (Cod. 1877, f. 286rb:
animales . . . ad unum nutrimentum, homo autem non, quia per artificium potest
sibi acquirere omnia). Dieses Erwerben geht freilich nicht ohne Mühe und
Schweiß vor sich (cum pena et labore).

Gefragt wird in diesem Zusammenhang aber auch, warum es keine einheitliche, in sich geschlossene Krankheitslehre geben kann, welche die Gesundheits-
lehre einbeschließen müsse (Cod. 1877, f. 104ra: Queritur quare non habemus
unam scientiam egrorum et sanorum). Hingewiesen wird aber auch hier schon
auf die verwirrende Unmenge an einzelnen Krankheiten, die kein eigenes Ord-
nungssystem zulassen (Cod. 1877, f. 104ra: Una causa est confusio egritudinum,
quia enim infinite sunt egritudines). Daß es keine einheitliche Allgemeine
Krankheitslehre geben kann, liegt demnach an der Unzahl der Einzelkrankhei-
ten, die auch therapeutisch mit jeweilig verschiedenen Methoden angegangen
sein wollen, wobei abermals auf den untrennbaren Zusammenhang mit der Ge-
sundheitslehre hingewiesen wird.

*

Weitaus detaillierter sind demzufolge die Grundzüge einer Speziellen Pathologie,
wenngleich ihre Elemente und Aspekte ungleich mühsamer aus dem Gesamtwerk
des Petrus Hispanus zusammenzutragen sind. Eine grundsätzliche Unterscheidung ist auch hier zu treffen zwischen den „causae naturales essentiales" und den
„causae naturales accidentales". Zu den ersteren zählen: 1. die eigenartige Grund-
gesetzlichkeit, die sich in jedem Lebewesen zwischen seinem natürlichen Wachstum und der Ausdifferenzierung seiner Organe ergibt (concursus elementorum
contrariorum cum materia transmutabili); 2. konstitutionelle Gesichtspunkte jedes leibhaftigen Organismus wie auch seiner Gliederungen im einzelnen, die erb-
mäßig festgelegt sind (coagulatio debilis corporis et membrorum propter constitu-
tionem eius – ex utroque spermate et sanguine menstruo); 3. der lebenslängliche
und zunehmend intensivere Verbrauch der natürlichen Lebensfeuchte im
Medium der natürlichen Lebenswärme (consumptio substantialis humiditatis a
calore naturali – continue depascente ipsam); 4. das unendlich Komplexe jenes
inneren Körpergeschehens, das wir heute unter dem Begriff des intermediären
Stoffwechsels zu erfassen suchen (multitudo improportionalis huius humiditatis

huius debilitati caloris abvians); 5. die damit unmittelbar zusammenhängenden antagonistischen Tendenzen der verschiedenen Leitorgane des Körpers (naturae dominantes – diversae et contrariae – membrorum diversorum).

Gleicherweise wollen die „causae naturales accidentales" berücksichtigt sein, ehe man die einzelnen Krankheiten durchsprechen kann. Hier sind es folgende Gesichtspunkte: 1. der schrittweise Verlust der Regenerationsmöglichkeiten durch Ernährung, Schlaf und Lebensweise, wie er natürlicherweise im Alter aufzutreten pflegt (substractio humiditatis nutrimentalis); 2. ein Säfteüberschuß, bedingt durch unvernünftig exzessive Lebensweise (multitudo humiditatis suffocat et extinguit calorem); 3. ein unterentwickeltes Lebensmilieu mit ständigen Stäftestauungen und Kräftespannungen (qualitas parva et contraria humiditatis).

Hinzu kommen die bereits erwähnten konkreten Schädigungen (nocumenta) von innen und außen, wobei die Begriffe noch einmal aufgezählt seien: Schädigungen des „calor naturalis" (debilitas, ablatio eventationis, eventatio nimia), Verlust an „spiritus" (defectus ex paucitate, corruptio per incensionem caloris, extinctio ex frigore vehementi), Schädigungen der „humores" und der „membra". Alle diese Schädigungen bringen je nach der Wichtigkeit des Organs einen partiellen Funktionsverlust mit sich, der besonders bei Affektionen des Herzens zu einem totalen Zusammenbruch des Organismus führen kann.

Die Struktur des Pathologischen dient schließlich dazu, auch den „ordo passionum" zu erklären und zu gliedern. Auch die seelischen Störungen (passiones animae) hängen mit der Korruption des Körpers zusammen. Dies ergibt sich aus der natürlichen somato-psychischen Gespanntheit des Organismus, aus den „contrarietates anime et corporis in virtute et inclinatione movendi". Dabei tendiert der Leib kraft seiner elementaren Masse und Schwerkraft immer auf eine Mittellage: „corpus habet inclinationem ad centrum, cum in ipso gravia dominentur elementa".

Gehen wir den einzelnen psychosomatisch verankerten Krankheitsbildern einmal im Konkreten nach, wobei wir uns auf das für Petrus augenscheinlich im Mittelpunkt stehende Hauptorgan, auf das Herz, konzentrieren sollten.

2.1 Zur Physiologie und Pathologie des Herzens

Das Herz ist für Petrus Hispanus – nach Aristoteles und mit Albertus Magnus – die Sonne des Mikrokosmos, die Wohnstätte der Seele (Cod. 1877, f. 280ra: quod cor est domicilium anime et eius habitor est anima) und damit das Prinzip und der „primus motor" jeder Bewegung im Organismus.

Das Herz als „Sonne des Mikrokosmos" ist sicherlich ein alter Topos, der sich noch bei William Harvey (1628) findet, der aber hier besonders herausgestellt wird: „Quia cor est in homine in medio sicut sol in maiori mundo, unde sicut sol inluminat omnes partes mundi, sic cor influit superiores partes corporis" (Cod. 1877, f. 280ra). Das Herz wird weiterhin als „Haus des Lebens" (domus vite) bezeichnet. Seine Bewegung teilt „calor et spiritus" allen Gliederungen des Organismus mit. Es ist das zentrale Lebens- und Leistungsorgan.

In diesem Zusammenhang häufen sich die durchgehenden Kontroversen zwischen Philosophen und Ärzten (controversie inter medicum et philosophum). Dies beginnt bereits bei den so auffälligen Unterschieden in der Anatomie des Herzens, aus der weitreichende Konsequenzen gezogen werden. So hatte Aristoteles behauptet, das Herz habe drei Ventrikel (tres ventriculos), während der Medicus nur zwei (solum duos) finde: „Corpus dividitur per dextrum et sinistrum et ergo similiter cor, cum cor sit centrum corporis et principium vite in corpore" (Cod. 1877, f. 259va). Deutlich unterschieden werden hier schon die beiden Herzkammern (thalami); zwischen ihnen befindet sich ein Durchgang (meatus) für den beständigen Blutstrom zu den Kammern (Sc. 470, 12: inter utrumque est meatus per quem fit contentorum mutuus incessus ad thalamos).

Die aristotelische Auffassung wurde übrigens von den meisten mittelalterlichen Autoren vertreten, so von David de Dinant (ca. 1210), bei dem es heißt: „cor habet tres sinus, quorum quodlibet est perforatus . . . Cor autem in medio est, ut a quo omnes vene oriuntur" (vgl. Marian Kurdziałek: Anatomische und embryologische Äußerungen Davids von Dinant. In: Sudhoffs Archiv 45 [1961] 1–22).

Dies alles ist noch aus einer kanonischen Körperschematik heraus gedacht und mehr als Präambel zu verstehen. Der nächste Fragenkreis geht bereits tiefer. Es wird gefragt, warum das Herz die Figur einer Pyramide habe (figura pyramidalis), warum beim Menschen seine Basis nach oben und nach rechts verlagert sei, warum das Herz im Situs sich nach links neige, bei der Atemfunktion hingegen nach rechts, vor allem aber: warum der anatomische Bau der herzunmittelbaren großen Gefäße so verschieden ausgefallen sei (Cod. 1877, f. 259va).

Mit Autoritäten wie Avicenna und Haly Abbas, aber auch dem „Liber de caelo et mundo" des Aristoteles, belegt Petrus, warum die Materie sich auch hier der Funktion zu fügen habe und der Stoff so gewissermaßen im Spiel des Lebendigen mit in die Gestalt eingehe. Die solide Beschaffenheit des Herzens erkläre sich aus seiner kontinuierlichen Bewegtheit. Die Funktion des Gefäßsystems sollte dabei nicht mit der des Herzens gleichgesetzt werden: „Sed medicus non ponit venas esse eiusdem compositionis cum corde, quia secundum physicum vene non oriuntur a corde, sed ab epate et propter hec ponit in corde solum duos ventriculos, dextrum et sinistrum" (f. 259va). Der linke Ventrikel ist augenscheinlich der größere, weil hier das Blut in seiner vollen Menge ausgestoßen werden muß, während sich das Blut im rechten Ventrikel nur allmählich ansammelt. Ein solches „receptaculum" aber benötigt der Blutstrom, weil seine verschiedenartige Qualität eine gerichtete Bewegung notwendig macht: „quod sanguis in venis, quia uterque qualitas sanguinis movet a centro ad circulum" (f. 277vb). Das Herz befindet sich somit in einer kontinuierlichen Bewegung (Cod. 1877, f. 259vb: cor est in continuo motu). Das Wesen des Lebens ist ja der „motus continuus", der sich bei Lebewesen vornehmlich am Herzen manifestiert.

Zum Kreislaufgedanken

Die Kreislaufproblematik kommt bei Petrus Hispanus am eindrucksvollsten in den „Opera Medica" (Cod. 1877, f. 259va ss.) zur Sprache, und zwar im Kommentar zum Buch III „De animalibus" des Aristoteles (in der Fassung des Michael Scotus). Die Physiologie des Herzens dient dabei durchgehend als Modell für die Kreislaufbewegung.

Die sich dabei ergebenden Differenzen zwischen dem „philosophus" und dem „medicus" über den Zusammenhalt zwischen Herz- und Gefäßsystem werden mit Avicenna zur Konkordanz gebracht. Die Venen entstammen scheinbar dem Herzen: „et sic vene oriuntur a corde, virtus enim cordis est principium radicale omnium membrorum corporis, et sic loquitur philosophus" (f. 260ra). Im Gesamtorganismus aber muß eher ein Ursprung aus der Leber angenommen werden: „alio modo aliquid oritur ab alio in mediate secundum rem sicut gramen a cespite, et hoc modo vene oriuntur ab epate, et sic loquitur medicus". Eine weitere Hypothese, daß die Gefäße wegen ihrer gleichartigen Komposition mit den Nerven vom Gehirn kommen, worauf Isaac Judaeus hingewiesen hatte, wird nur erwähnt; Petrus schließt sich Avicenna an: „quod vene oriuntur ab epate et non a corde; quod concedo intelligendo sicut dictum est".

Unsere Aufmerksamkeit erregt erst die weitere Beweisführung, in der auch die Einwände der Autoritäten berücksichtigt werden. Das Gefäßsystem verhält sich zur Leber wie der Wasserlauf zu Quelle und Mündung: „et mare est principium aquarum et epar venarum". Wie das Meer gleichsam auch Quelle der Wasserläufe ist, so die Leber Quelle des Blutlaufs in den Gefäßen. Auch wird das Bild gebracht von den Ästen, die aus dem Stamm entspringen, gleichzeitig aber auch wieder im Stamm ihr Ende finden. Dies alles sind spekulative Erwägungen zu einem universalen Kreislaufgeschehen, die sich auch anderswo finden. Wichtiger wird an dieser Stelle die Frage, warum das Herz in seinen verschiedenen Partien eine so ungleichmäßige Muskelsubstanz aufweist und warum nur ein Teil der Gefäße zwei muskulöse Hüllen braucht: „et quare arteria habet duas tunicas, vena autem habet tunicam solum" (Cod. 1877, f. 261rb).

Die zielgerichtete Bewegung des Blutes wird nun des weiteren aus der anatomischen Beschaffenheit zu erklären versucht. So erklärt sich die Morphologie der Vena magna, die große Blutmengen aus der Leber aufzunehmen hat (Cod. 1877, f. 280ra: unde sicut arteria durioris est compositionis et solidioris quam vena, quia arteria habet duas tunicas et vena una). Ähnliches gilt von der Vena pulmonalis (f. 261rb: per eandem venam transmittit pulmo aerem cordi ad evertandum calorem innatum. propter hec habet naturam arterie).

Das Blut durchläuft demnach einen gerichteten Kreislauf, der vom Herzen ausgeht und im Herzen mündet. Die beiden Züge dieser Bewegung des Herzens – die „portiones circuli" – werden in großen Zügen auch im Traktat „De anima" (Exp. 373, 8–374, 9) zu bedenken gegeben, wo es heißt: Vom Herzen, das links im Körper sitzt, geht eine „virtus motiva" auf die rechte Seite aus (haec virtus quasi linea quaedam extensa a corpore sive a parte sinistra ad partem dextram, quae movet partem dextram motu depulsionis in ante). Unter diesem Aspekt ist das Herz der Ausgangspunkt der „motus depulsionis" (Exp. 373, 8–374, 9: Cor igitur est principium huiusmodi motus depulsionis, et in hoc motu est cor quiescens). Unter dem Aspekt der „motus attractionis", einer anderen „portio circuli", ist das Herz das Ziel der Bewegung (Exp. 373, 25: In hoc igitur motu attractionis est cor tanquam finis motus).

Damit sind die beiden Phasen, die „portiones circuli", recht genau beschrieben. Das Blut durchläuft expressis verbis einen „gewissen Kreislauf" (Exp. 374, 1–2: circulum quendam). wobei das sich bewegende Herz wiederum bewegt wird und somit inmitten des Kreislaufgeschehens verbleibt (l. c. 374, 3: cum fit motus processivus, est quandoque motum, quia in motu depulsionis est situm quietum et principium motus). Beide Bewegungen finden hier zu einer Einheit (l. c. 374, 8: et ita componitur ex duplici motu, scilicet ex pulsione et attractione).

Die Kreislauf-Bewegung setzt sich somit aus zweierlei Kräften zusammen: aus der „pulsio" und der „attractio". Nur so ist es zu verstehen, daß das Herz, die unbewegliche Energiequelle, selber in die Schwingung eines Gestaltkreises gerät und bewegt wird. Das Blut pulsiert dabei von der linken auf die rechte Seite und wird im Pulsieren selber wieder vom Herzen aufgefangen. Nur so darf man hier den Begriff „Kreislauf" („circulus", nicht „circulatio" wie bei Cesalpino) verstehen, ein Grundbegriff freilich, von dem hier mehrfach die Rede ist und der noch einmal schematisch erläutert sei.

Selbstverständlich haben wir bei solchen Kreislaufvorstellungen keinerlei Konsequenzen im Sinne einer empirischen oder gar experimentellen Unterbauung dieser Kreislauflehre zu erwarten. Immerhin wird aber die durchgängige Abhängigkeit von Form und Funktion erkannt und auch berücksichtigt. Erst unter dem systematischen Einbau der Strukturen in das dynamische Funktionsspiel wird man gewahren, wie sehr hier das biologische Ebbe- und Flut-Geschehen der Galenischen Humoralphysiologie bereits verlassen wurde und ein großartig durchdachter biologischer Bogen zu bedenken gegeben wird.

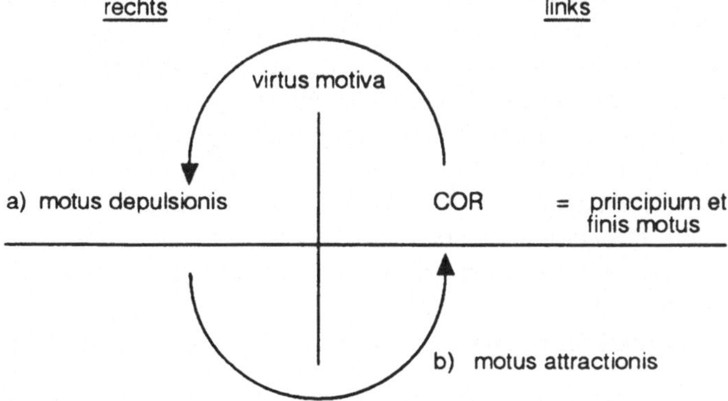

Abb. 1. Schema des Kreislaufs. **a** Im „motus depulsionis" ist das Herz der Ausgangspunkt der Bewegung und daher ruhig *fixiert*. **b** Im „motus attractionis" ist das Herz der Zielpunkt der Bewegung und daher selber *bewegt*.

Die Vorstellungen von einem geschlossenen Umlauf werden nunmehr weiter belegt: 1. Das Herz ist ein Organ, das nur bewegt (influit), aber nicht empfängt (recipit), es sei denn rein „materialiter": durch Puls und Atmung wie auch die Porenatmung. 2. Das Herz steht in kontinuierlicher Aktion von „dilatatio" und „constrictio" (non possunt cessare vita durante). 3. Das Blut hat keinen natürlichen Abfluß, wird vielmehr seiner hohen Funktion wegen im Organismus zurückbehalten: „quod sanguis est amicus nature et ideo diligitur anima et retinetur et ideo natura non dedit ei emunctorium, quia non intendit ipsum expellere" (Cod. 1877, f. 280vb). 4. Der Blutumlauf wird unterstützt durch den kontinuierlichen Atemstrom und die damit verbundene Aufladung durch die „spiritus": „vita continuetur per continuam attractionem aeris ad cor et per continuum motum" (Op. Ys. f. 156vb).

Soweit zur Funktion des Herzens, wobei die naturalistische Beschreibung immer wieder durchsetzt ist von jenem anthropologischen Grundbezug, von dem wir ausgegangen sind. So wird bei der Behandlung von Blut und Atem zwar betont, daß auch andere Lebewesen den Blut- und Atem-Rhythmus kennen, allein der Mensch aber vermag ihn zu modifizieren und den Puls durch Hoffnung oder Furcht wie auch sein Atmen durch das Seufzen zu variieren (Cod. 1877, f. 281vb).

Der Scholastiker will über die dialektischen Motivationen klarmachen, warum der Mensch seine Sinnesorgane nicht nur zu rein instrumentellem Gebrauch einsetzen kann, da er seinem inneren Wesen nach schon sinnliche Organisation ist. Mit seinem Leib hat sich der Mensch als Ganzes wesentlich in die Welt begeben. Daher wird die äußerste Argumentation zur Debatte gestellt: Der Mensch kommuniziert mit allen Lebewesen der geschaffenen Welt: „Homo communicat cum omnibus creaturis, et cum entibus communicat in esse, cum viventibus communicat vitam, cum sensibilibus communicat in sensu, cum intelligentibus communicat in intellectu. Hec autem communicatio est univoca et non equivoca, cum sit communicatio in genere substantie" (Com. 726, 18–23).

Ausführlich diskutiert wird in diesem Zusammenhang (Cod. 1877, f. 280va) die Frage, ob und in welcher Weise das Herz erkranken könne. So habe Galen behauptet, das Herz erkranke und sterbe auch wie jedes andere Organ (cor moritur sicut alia membra), während Aristoteles überzeugt sei, daß man an abgestorbenen Herzen keine beträchtlichen Läsionen habe feststellen können. Dagegen stellt sich Petrus auf den Standpunkt, daß jede Krankheit vier Phasen habe: Beginn, Wachstum, Zustand und Abklingen (quatuor tempora: principium, augmentum, statum et declinationem), wobei das Herz beim Beginn wie auch Anwachsen eines Leidens betroffen sei, nicht aber bei voller Ausreifung einer Erkrankung. An besonderen Herzleiden (passiones cordis) werden dabei vermerkt: der Ohnmachtsanfall (sincopis), Herzdruck (compassio) oder auch Herzklopfen (tremor cordis).

Gefragt wird schließlich auch nach den moralischen Eigenschaften des Herzens und warum man es als den Sitz des Mutes und der Kühnheit zu betrachten habe. So sei ein kleiner Kopf als ein schlechtes Zeichen zu betrachten, während auch ein kleines Herz noch mit seinem Mut könne gelobt werden (Cod. 1877, f. 279ra: In corde autem laudatur parvitas et est signum audacie). Dabei erhebt sich auch die Frage, warum Menschen aus Freude (gaudium) eines plötzlichen Todes sterben, bei Trauer (tristitia) aber eines allmählichen, während sie aus Kühnheit (audacia) oder Zorn (ira) niemals sterben. Als Grund dafür wird angeführt, daß bei den verschiedenartigen Affekten das Herz je spezifisch von der Säftekomplexion (calor et spiritus) attackiert wird.

2.2 Beiträge zur Augenheilkunde

In der Geschichte der Augenheilkunde gilt Petrus Hispanus allgemein als der prominente Vermittler der griechisch-arabischen Augenkunde an das Abendland wie auch als früher Vorreiter einer physikalisch orientierten Lehre vom Sehen und von den Krankheiten des Auges. Auch diese seine spezielle Krankheitslehre zeichnet sich dadurch aus, daß sie anatomische und physiologische Voraussetzungen mit therapeutischen Konsequenzen zu verbinden weiß. Was in der handschriftlichen Überlieferung allerdings überwiegt, ist die Beschreibung der verschiedenen Augenleiden.

In einer gut erhaltenen Handschrift mit dem Titel „De morbis oculorum" (Clm 161 [s. XIII]; Ed. Berger [1899]) führt Petrus sich ein als „Lehrer der ärztlichen Kunst, der niedrigste unter den Ärzten, aber eifrig bestrebt in der Suche nach Wahrheit" (magister petrus yspanus artis medicine professor minimus medicorum veritatis indagator). In diesem Traktat beruft Petrus sich eigens auf die Autorität seines Lehrers Theodor, den er „magister meus theodorus, medicus imperatoris" nennt, was auf Kontakte zum Fürstenhof des Hohenstaufen Friedrich verweist, aber auch zur Medizinschule von Salerno, zumal die Augenschrift auf Bitten eines Schülers namens „Fabianus, scil. Salernitanus" zustande kam.

Albrecht Maria Berger, der insgesamt 26 Handschriften zur Augenheilkunde des Petrus nachweist, stützt sich bei seiner Ausgabe auf mehrere Kodizes in München, vor allem auf den Codex latinus Monacensis 40 (s. XIV) mit dem Incipit: „Breviarium magistri Petri Hispani de aegritudinibus oculorum et curis". Die Handschrift aus Pergament ist mit doppelten Kolumnen und blauen und roten Initialen versehen und befand sich im Besitz des Nürnberger Arztes Hartmann Schedel.

Daß diesem scheinbar so rational durchdachten Weltbild auch eine astrologische Komponente nicht fehlt, geht bereits aus der Einleitung zum „Liber de oculo" hervor, dem „Breviarium", wo es im Incipit heißt: „Corpus humanum planetis et signis naturaliter et originaliter subiacet" (Der menschliche Körper steht hinsichtlich seiner Naturanlage wie seines Ursprungs unter den Zeichen der Planeten). Er wird zwar angesprochen von den Zeichen planetarischer Rhythmik; aber er ist – was ganz wesentlich erscheint – keineswegs determiniert.

Zur Anatomie und Physiologie des Auges

Was die Anatomie des Auges angeht, so finden wir gleich im ersten Kapitel – der Tradition entsprechend – ein relativ einfaches Schema: „Das Auge ist ein rundes, edles, glänzendes Organ (rotundum nobile radiosum), bestehend aus sieben Häuten und drei Feuchtigkeiten (humores)". Die Häute heißen: „Retina, Secundina, Sklerosa, Aranea, Uvea, Cornea, Conjunctiva". Unter den Feuchtigkeiten ragt eine kristallinische Flüssigkeit besonders hervor, das „Organ für das Sehvermögen". Petrus definiert differenzierter, wenn er schreibt: „Das Organ für das Sehvermögen ist der Vermittler der Seele und strömt aus den Augen wie ein Strahl, wobei durch die ‚virtus rationalis' Farben und Figuren unterschieden werden."

Der Grund für das Wirken der Seele im Auge liegt in ihrer Konformität mit den Elementen: Wir gewinnen sinnliche Eindrücke aus dem Medium der Luft wie aus dem Wasser. Da nun das Auge lichtartig und durchsichtig ist, kann es – aus Luft und Feuchte gemischt – zu einem Sehvorgang kommen.

Der Codex 1877 Madrid bringt längere Ausführungen über den „modus cognoscendi" mit Argumentationen von Aristoteles, Avicenna, Averroës, aber auch Boethius und Augustinus. Hierbei wird ausdrücklich wiederum die Konstitution des Auges (speculum corporalis) mit der Funktion des Sehens (actus lucis) in Zusammenhang gebracht (f. 274rb). Die Augen entsenden gleichsam ihre Strahlen „lineariter" und lassen sich mit der Aufnahmefähigkeit eines Spiegels vergleichen (Cod. 1877, f. 279rb: quare oculi emittunt radios lineariter, sicut speculum recipit lineariter).

Zur Pathologie des Auges

Unter den Krankheitsnamen verdient die „Ophthalmia" unser besonderes Interesse, insofern sie „Obtalmia" geschrieben wird und als „ob = gegen" und „talmon = Auge" erklärt wird. Bei Beginn einer Ophthalmie soll übrigens kein Mittel besser helfen als Eselsmilch oder auch die Milch einer stillenden Frau.

Bemerkenswert erscheinen weitere Therapievorschläge wie etwa beim Gerstenkorn (Ordeum), wo Petrus zunächst auf das empirische Verfahren eingeht, wie es die Spanier üben (quo utuntur yspani): „Gehe hin zu einem Gerstenhaufen, picke ein Korn heraus und stich damit die entzündete Stelle; dann lege es wieder an seinen Platz, und hole ein anderes Korn, und dies dreimal täglich bis zum vierten Tag." Dagegen nun Petrus Hispanus mit seiner eigenen Ansicht, mit seiner resoluten, einer typischen Wendung, die lautet: "Redeamus ad naturalia" (wir wollen indes übergehen zu einer sachgemäßen Betrachtung und fachkundigen Behandlung)! Dazu nehme man Butter und Aloe, lasse dies am Feuer zergehen und mache einen warmen Umschlag über das Auge. Ist das Apostem aufgebrochen, lege Eidotter mit Honig auf, um den Eiter herauszuziehen (ad saniem extrahendam).

Gleichermaßen vernünftig und der jeweiligen Situation angemessen erscheinen die prophylaktischen Maßnahmen. So sollen zur Schonung des Augenlichts die Krankenzimmer einen grünen Anstrich haben (camere virides), und selbst die Betten sollen eine auf das Auge angenehm wirkende Farbe tragen (in quibus visus delectatur). Es braucht einfach Freude, das Auge! So habe schon Constantinus beobachtet, daß die schwarze Farbe sammelnd und die weiße zerstreuend wirkt. Soweit zur Konservierung des Augenlichts (Hec de visus observatione sufficiant).

Das Auge als Organ altert zwar, nicht aber das Seelenvermögen als solches. Wenn ein alter Mann nur das richtige Auge bekäme, würde er wieder sehen können wie ein Jüngling. Auch alle psychische Unordnung, sie ist ja letztlich nichts als Verzerrung des Lichthaften, als Überblendung oder Verdüsterung, als eine Verrückung oder Zerspaltung des genuinen Lichtkernes im Menschen.

Daraus ergeben sich abermals therapeutische Konsequenzen. Da unser Leib wesentlich mit der Lichtnatur (natura caelestis) zusammenhängt, finden wir in dieser lichten „natura conservans" auch einen positiven Heilfaktor. Alle Natur trägt ja im lichten Grün bereits die Farbe des Geistes. Und so fällt Licht auf jedes funktionsfähige Glied und schafft eine innerkosmische Verbindlichkeit zum Heile der Welt. Dieses übergeordnete Bezugssystem will ganz ernst genommen werden, zumal es auch der Heilkunst ihren Stellenwert vermittelt. Hier ist die anthropologisch zu begründende Heilkunst noch ganz und gar kosmologisch orientiert.

2.3 Aufriß einer Seelenheilkunde

Daß die Lehre von den „seelischen" Störungen und „geistigen" Verwirrungen nur im Rahmen einer grundsätzlich somatisch orientierten Krankheitslehre gebracht werden muß, ergibt sich aus dem Gesamtkonzept der Anthropologie des Petrus Hispanus. Zu sehr stehen Leib und Seele in einem unauflösbaren Nicht-Ohne-Verhältnis (Com. 599, 11: quod habent anima et corpus nexum indissolubilem). Die Seele hat ihren Ort im ganzen Leib; von einer Lokalisation kann nur per accidens gesprochen werden (Exp. 375, 3: quod anima in corpore est ubique tota; ergo habet locum corporis per accidens). Da, wo die Seele ist, da ist sie ganz und gar und zugleich (Com. 577, 15: Unde ubi est ibi est tota. Ergo anima est in qualibet parte corporis tota simul).

Von einer konkreten Lokalisation der Seele, etwa im Gehirn oder im Herzen, kann daher keine Rede sein. Die Seele als Ganzes west im Leibe allüberall; nur im Funktionsgefüge selbst, also in der akzidentellen Verfassung, in der jeweilig aktualisierten Situation, kann man von Manifestationen der Seele im Organismus sprechen. Die Seele als solche ist überall, an jeder Stelle als Ganzheit; sie ist immer anwesend und präsent, ist einfach da.

Petrus hat sich unter dem Aspekt einer Krankheitslehre sehr bewußt auch der Frage gestellt, ob man die Bereiche der Seele und die des Körpers nicht lieber unter einer einzigen Wissenschaft behandeln solle (Com. 84, 24: corpus et anima non faciunt scientiam separatam). Er hält dies indes aus sachlichen wie auch me-

thodischen Gründen für falsch (Hoc autem falsum est). Als Form trägt die Seele
alles Tun und auch alles Leiden außerhalb der Materie, wenngleich in der Materie aus (Com. 85, 1: Forma autem que est substantia habet operationes et passiones preter materiam, tamen in materia). Deshalb sollte es tunlich eine getrennte
Disziplin für die Seele und ihren stofflichen Partner, den Körper, geben (l. c. 6:
et ideo potest esse scientia separata de anima et de sua materia que est corpus).
Damit fallen aber auch die „Seelenleiden" in den Bereich einer speziellen Pathologie.

Zur psychosomatischen Problematik

Petrus argumentiert bei der Frage nach den seelischen Störungen zunächst recht
geistreich gegen die allzu materialistischen Ansichten der arabisch-griechischen
Tradition und versucht sich zu einem neuplatonischen Kompromiß durchzuta-
sten. Die „Vision" scheint ihm ein Exempel dafür zu bieten, wie die Seele aus ihrem körperlichen Gefüge heraustreten könne und je nach Grad dieses „ex-cessus"
zur Schau geistiger Dinge gelange. Al-Ġazzālī dient ihm als Zeuge für eine
Traum-Theorie, wobei der Traum zugleich der Vision Einsicht in die
„intelligentia separata" verschaffe. Nicht zuletzt ist es die Theorie des neuplatonischen „Liber de Causis", der hier für eine „propria operatio anime" plädiert.
Nicht nur Dionysius Areopagita habe sich in diesem Sinne für eine Intelligenz
ausgesprochen, die dem Körper nicht beigemischt sei, sondern auch Maimonides,
dessen „lux prima" die Seele fähig mache zur Schau der Mysterien.
    Der Dialektiker Petrus verschweigt nicht die schwerwiegenden Gegenargu-
mente. „Ad oppositum" wird vor allem Aristoteles gehört, dem alles Verstehen
nur als eine „communis operatio anime et corporis" gegolten hatte und der die
Seele allein nicht als das „principium vivendi" anerkennen konnte. Bei der Lösung dieser Schwierigkeiten, der „solutio", greift nun Petrus auf eben den doppelten Status eines „intellectus agens et possibilis" zurück, durch den auch eine
zweifache „operatio anime", etwa im Falle eines Affektausbruchs, angenommen
werden müsse.
    Die Problematik in der Sache wie auch die Widersprüche der Autoritäten mö-
gen Petrus bewogen haben, auf eine determinative und deduktiv abgeleitete For-
mulierung des Leib-Seele-Verhältnisses zu verzichten und bewußt von einer negativen Determination auszugehen, von einem Nicht-Ohne-Verhältnis.
    Ausgangspunkt ist abermals eine Quaestio, eine der vielen typischen Fragen-
gruppen des scholastischen Unterrichts. Gefragt wird, warum wir uns nicht rein
Geistiges vorstellen können, vielmehr immer nur Körper vor Augen haben, was
um so mehr in Erstaunen versetzen müsse, als wir doch schon in unserer sensitiven Seele gleichsam eine Spur (vestigium) und damit auch deutlichen Hinweis, ja
eine Beschreibung (descriptio) der geistigen Welt in uns trügen. Eine nüchterne
Untersuchung müsse indes zu dem Resultat kommen, daß wir bei allem Fühlen
und Vorstellen keine Ähnlichkeit mit dem Objekt erreichten; vielmehr komme es
nur zu einer Exzitation im Bereich der Sinnlichkeit. Die Sinne aber regen einzig

und allein an, und sie erreichen lediglich eine Ähnlichkeit mit der körperlichen Welt. Da nun der Reiz, die „excitatio", nicht denkbar sei ohne seine Basis, den Körper, könne uns immer nur diese sinnliche Reizwelt Brücke sein zu den Dingen dieser Welt. Im Medium der Leiblichkeit erzeuge daher ein sinnlicher Reiz immer nur ein Gleichbild körperlicher Dinge, eine „similitudo rerum corporearum" (Exp. 250, 13).

Die Erkenntnis dieser theoretischen Folgerung liegt auf der Hand: Unser ganzes Weltbild muß als anthropomorph betrachtet werden, mehr noch – als somatomorph! Ein erstaunlicher Ausgangspunkt für einen mittelalterlichen Scholastiker, der damit die Existenz einer reinen Psychologie ebenso radikal in Frage stellt wie eine autonome Physiologie. Aus rein methodischen Erwägungen heraus glaubt Petrus dann doch zu einer „Solutio" kommen zu müssen, die eine eigene Wissenschaft von der Seele erlaubt und – so heißt es mehrfach weiter – damit auch von ihrer Materie, dem Leibe des Menschen.

Was wir „Seele" nennen, tritt eben in allen körperlichen Zuständen in Erscheinung. Befindet sich doch die Seele im Körper wie die Form in der Materie (Com. 206, 6: anima est in omnibus corporibus. Set anima est in corpore sicut forma in materia). Und so ist die Seele die ursprüngliche Form aller Leiblichkeit (l. c. 7: Ergo anima est forma omnium corporum prima).

Eine dualistische Position wäre dem Scholastiker ebenso fremd gewesen wie ein monistisches Konzept. Leib und Seele sind wesenhafte Aspekte am Menschen, die nicht isoliert betrachtet werden können. Der Mensch als Ganzes ist eben eine Einheit, ist *ein* einheitliches Wesen (Com. 656, 5: homo est unus). Dies gilt für alles Tun und Lassen des Menschen; dies gilt auch für sein Leiden.

Von den „passiones animae"

Durch seine Erfahrung der Zeitlichkeit und im Wissen um die Korruption gerät der Mensch allzu leicht in eine existentielle Verwirrung. Allein der Mensch wird „seelisch" krank, zeigt sich „geistig" gestört, erscheint als verrückt. Er erlebt sich bereits in seiner existentiellen Desintegration immerfort als gebrochene Ganzheit, als das schlechthin Un-heile; er erscheint als ein genuin unzurechnungsfähiges, als unzulängliches Wesen. Er ist – auch in seinem Seelenleben – gekennzeichnet als „homo patiens".

Nach dem Konzept des Aristoteles und unter Berücksichtigung der spätantiken und arabischen Kommentatoren hatte auch Thomas von Aquin die „passiones animae" abgehandelt. Hierbei wird der Tradition nach den Affekten ein durchaus positiver Akzent zugesprochen, was zum Beispiel bei „melancholia" oder „tristitia" oder dem rein körperlichen „dolor" zum Ausdruck kommt (Thomas, De veritate q 26 a 1). Daß wir nicht recht zu leben wüßten, wenn wir keine „passiones" hätten, hatte schon Augustinus betont (De civ. Dei XIV, 4). Ohne Schmerz zu existieren, das gelänge nicht ohne den großen Preis der Eintönigkeit im Geiste und äußere sich auch als Stumpfheit des Leibes. Das Leben in dieser Welt ist nun einmal von Ängsten durchzogen (Sc. 333, 12: vita hec multis laborat angustiis). Dauerhaftes Glück kann dieses Leben nicht gewähren (l. c. 17: quod hec vita non prestat). Die Seele ist einfach mannigfachen Leiden unterworfen. Das kommt allein schon daher, daß sie vielfältigen Eindrücken ausgeliefert ist, die aus äußeren wie inneren Gründen zu Konflikten führen (Sc. 285, 3: impressionibus subiacet, ex earum occursibus sive ex causis interioribus sive ex exterioribus prorumpentibus ipsi passiones varie inferuntur).

An „passiones animae" werden bei Petrus im einzelnen aufgeführt: „imaginatio, desiderium, ira, gaudium et reliqua anime accidentia" (Sc. 285, 22). Sie alle folgen grundsätzlich den Bedingungen des Körpers (corporis naturam secuntur principaliter); von der leibhaftigen Position aus werden auch die „seelischen" Affekte, wie übrigens auch Schlafen und Wachen, in Gang gesetzt (Sc. 285, 25: ex parte corporis anime affectiones inducunt, ut sompnus et vigilia, et cetera accidentia corporalia). Ein weiterer systematischer Katalog findet sich im Kapitel „De passionibus anime intellective" (Sc. 446, 21–450, 10). Die menschlichen Leidenschaften äußern sich somit durchgängig in ihrer körperlichen Abhängigkeit, so daß man sagen kann: Das Herz spürt, die Lunge spricht, die Galle macht zornig, die Milz bringt zum Lachen, die Leber treibt zur Liebe (Cod. 1877, f. 1877, f. 280rb: Ut habetur per istos duos versus: Cor sapit, pulmo loquitur, fel commovet iras, splen ridere facit, cogit amare iecur).

Im übrigen habe nur der Mensch, betont Petrus, die Fähigkeit zu lachen (Cod. 1877, f. 280rb: solus homo ridet et non alia animalia). Der Jugend liege mehr das Lachen, dem Alter eher Trübsal (naturaliter in pueris est risus, in senibus autem tristitia). Gefragt wird originellerweise auch, warum man sich nicht selber zum Lachen bringen kann, etwa durch Kitzeln (quare tactus in se ipso non provocat risum).

Die menschlichen Leidenschaften treten daher niemals als rein „seelische" Erscheinungen auf; sie sind dem Körper wie der Seele zu eigen (Com. 79, 7: non passiones anime separate set passiones communes anime et corporis). Sie hängen stets von beiden ab und niemals von der Seele allein (l. c. 10: causantur ab anima cum corpore et non ab anima solum). Ihre Behandlung ist daher in jedem Falle Sache des Arztes (Com. 122, 13: de proprietatibus et passionibus, quas considerat physicus).

Weiterhin wird zu bedenken gegeben, daß und warum alle „seelischen" Erscheinungen, die mit materiellen Begriffen zu definieren sind, auch eine körperliche Basis haben (Com. 171, 3: Anima enim unita corpori habet passiones et operationes que diffiniuntur per materiam et in materia sunt). Eine mit dem Körper vereinigte Seele sei daher immer auch Gegenstand der Naturwissenschaft (l. c. 7: Ergo anima unita corpori spectat ad naturalem scientiam).

Auch hier wird wieder die Frage berührt, inwiefern „Seelenleiden" mit der Leib-Seele-Gemeinschaft in Verbindung stehen (Com. 285, 7: tangit genus passionum in quibus manifesta est communitas anime et corporis). Es wird deutlich gemacht, daß und in welcher Weise seelische Leiden Beziehung zum Körper aufweisen (l. c. 285, 25: ex quo ille passiones ad corpus habent aspectum). Daraus ergibt sich, daß keine „passio" wie auch keine „actio" zu denken wäre ohne den Leib (l. c. 287, 1: nulla passio vel actio videtur fieri sine corpore). Beides gehört zur leib-seelischen Ganzheit (l. c. 287, 4: omnes tales sunt communes anime et corpori, que sine corpore non fiunt).

An „passiones sensibiles" werden eigens aufgeführt und gesondert definiert: „delectatio, dolor, gaudium, ira, mansuetudo, timor, audatia, pussilanimitas, fortitudo, amicitia, inimicitia, odium, concordia, fames, satiatio, sitis, eius privatio, fastidium, appetitus inmoderatus, sompnus, vigilia, sompnium et reliquaa accidentia que ad hec reducuntur" (Sc. 286, 31–35). Darüber hinaus wird auf weitere Leidenschaften hingewiesen, die aus obigen Verhaltensweisen entstehen (Sc. 287, 26: Multe vero sunt alie passiones que ad predictas sunt reducende). Gerade die Leidenschaften in ihrer so vielfältigen Ausdruckskraft sind ein Beweis für die leib-seelische Gemeinschaft (Com. 285, 7: genus passionum in quibus manifesta est communitas animé et corporis). Mehr noch: Die Leidenschaften haben geradezu einen besonderen Impetus zur Leiblichkeit (l. c. 25: ille passiones ad corpus habent aspectum).

Diesen elementaren leib-seelischen „ordo ad invicem" müssen wir in seiner Breite und dialektischen Ausfächerung voraussetzen, wenn wir zu einem Verständnis des „ordo passionum animae" kommen wollen. Auch das große Viererschema der menschlichen Leidenschaften – imaginatio, desiderium, ira, gaudium – und ähnliche situationsbedingte seelische Zustände sind prinzipiell somatisch zu untersuchen, da sie von der Seite des Körperlichen aus in Szene gesetzt werden. Als Modell für diesen auch pathogenetisch wichtigen Modus dienen Schlaf und Wachen, die als „Fessel" und als „Befreiung" gedeutet werden; Sensibilität wie Mobilität werden im Schlaf gebunden, beim Erwachen wieder freigestellt, ein eindrückliches Beispiel dafür, wie die „passiones" von Seele und Leib und nie allein von der Seele aus verursacht werden, ein schönes Modell für einen psychosomatischen Funktionskreis, ein Phänomen aber auch, das schon stark an der Grenze des Physiologischen liegt und auf die seelischen Grenzfelder mit ihren somatischen Störungsmöglichkeiten hinweist.

Petrus stellt seinen Schülern aber auch die Frage, ob die Leidenschaften aus der Materie allein heraus definiert werden könnten (Com. 291, 6): Ob also der Zorn so etwas sei wie ein „motus corporis aut partis eius, scilicet cordis"? Ob man gar dem ‘Alī b. al-‘Abbās recht geben könne, wenn er den Zorn auffasse als eine „ebullitio sanguinis circa cor"?

Durch seine Imaginationskraft wird der Mensch aber auch oft genug genarrt und in Verlegenheit gebracht, so im Schlaf, so beim Fieber. Krankheiten und Traumleben sind Tummelplätze der Phantasie und benachbart dem Wahn. Es ist nur zu verständlich, daß die Phantasie so stark in den Traum wirkt und mit allen Fühlern sich auch in den kranken Menschen hineintastet. Das große Feld der symptomatischen Geisteskrankheiten hat hier wohl seinen Ort. Und doch muß der Mensch sich zu dieser seiner labilen Höhe bekennen, auch wenn er sich damit noch so sehr der Möglichkeit eines Scheiterns aussetzt, denn: „imaginatio est suprema virtus et nobilissima eorum" (Expos. 300, 12). Der „ductus imaginationis" ist es, der unser geistiges Leben regiert und integriert, ein Zug der Bilder, der uns bilden will und der um so deutlicher wirksam ist, je feiner ein Lebewesen organisiert wurde.

Sinn dieser höchst labilen Organisation kann auch im Seelischen zunächst nur die blanke vitale Orientierung sein, die Unterscheidung der natürlichen Dinge, die Beute- und Fluchtfelder unserer Umwelt, darüber hinaus aber auch die Bevorzugung und Bewertung gerade mittels der Einbildung, die unsere Umwelt immer zu einer Wertwelt macht.

Im Grund und an der Wurzel ist es die in den De anima-Traktaten des Petrus so zentral stehende geheimnisvolle Licht-Natur des Leibes, die jede Ordnung gründet und sich farbig entfalten läßt, wahrhaftig ein Licht der Natur, das alle konkrete Gliederung durchleuchtet und ausheilt. Alle Unordnung des psychischen Menschen wäre demnach eine Verzerrung des Lichthaften, Überblendung oder Verdüsterung, eine Verrückung oder Zerspaltung des Lichtkernes im Menschen. Dies wird besonders deutlich, wenn wir uns der Lehre von den Temperamenten zuwenden.

Zur Lehre von den Temperamenten

Besonders eng mit den „passiones animae" verbunden erscheint nun die Lehre von jenen Temperamenten, die in der hochscholastischen Überlieferung eine eminente Rolle spielten, wenngleich nicht in dem Maße, wie wir sie in den frühhumanistischen Konzepten finden (vgl. Klibansky, Saturn und Melancholie, 1992). Wenn hierbei dem Petrus Hispanus die „melancholia" als „malitia Saturni" zugeschrieben wird, dann ist dabei zu berücksichtigen, daß es sich hier um die als unecht zu bezeichnende Schrift "De rebus principalibus naturarum" handelt, wo vermerkt wird: „et sic melancolia a saturni malitia omnia mala descendunt" (Obras filosóficas, ed. Alonso [1952] p. 501, 11).

Allerdings spielt auch bei Petrus die „melancolia" eine dominierende Rolle, insofern hier charakteristische Spielarten der seelischen Störungen und Entgleisungen in Erscheinung treten. Im Sinne der hippokratischen Säftelehre kann die Melancholie geradezu definiert werden ale eine des Maßes entbehrende Ordnungsentgleisung. „Ordo" und „regula" spiegeln sich ja gerade im dramaturgischen Panorame der Elemente und Kräfte, der Säfte und Qualitäten so eindrucksvoll wider. Die ständige Mischung und Umwandlung der Körperflüssigkeiten bedingt ja nicht nur das Maß für Gesundsein, sondern setzt auch die Maßstäbe für jene psychosomatischen Störungen, die dann nichts anderes wären als eine Temperamentsentgleisung. Wohl aus eigener Erfahrung kann sich Petrus gelegentlich die Bemerkung erlauben, daß alle Spanier ihrer Natur nach Choleriker seien (Cod. 1877, f. 283ra: sicut omnes hyspani sunt cholerici).

Besonders die Melancholie aber war es nach dieser Ansicht, dieser schwarze, zersetzende, ätzende Stoff in unserem Blut, der uns tiefsinnig und schwermütig machen solle. „Sie beißt und zerfrißt das Erdige, schwillt und bläht sich, läßt Blasen entstehen, wie wir sie oft auf heißen Suppen schwimmen sehen." So hatte sie Galen beschrieben. Das ist jener hypothetische Stoff, der das Gleichgewicht zerstört und in die Extreme treibt, der vergällt und den Geist reizt. Ein Schuß dieser schwarzen Galle kann das ganze System umwerfen und wird verantwortlich gemacht für all die menschlichen Torheiten, die unseren Lebensweg kreuzen und kränzen. Es überwiegt dann freilich bald die Metapher, daß die Melancholie unerläßlich sei für die große geistige Leistung, ein Stimulans für geniale Köpfe, die ja alle ein klein wenig verrückt sind, ein bißchen außerhalb der Legalität des Normalen.

In einem dem Schrifttum des Beda Venerabilis zugewiesenen anonymen Traktat „De mundi constitutione" (PL XC, 881 D) heißt es vom „humor melancholiae" lapidar: „Melancholia imitatur terram, crescit in autumno, regnat in maturitate." Schwermut gleicht der Erde, wächst im Herbst, beherrscht die Reife, das Reifsein zum schweren Mut. Vom „succus melancolicus" ist bei den Scholastikern immer wieder die Rede, von einer „complexio melancolica", später auch von den „melancolicae passiones".

Dabei verstanden es die mittelalterlichen Meister vortrefflich, die antike Metaphorik allenthalben auf das Leib-Seele-Verhältnis anzuwenden, wobei im „homo melancolicus" der Körper der Seele in ihren Aktionen zu folgen versucht, während sich die Seele auf das körperliche Leiden ausrichtet. Vom inneren Grund her wird und muß die Melancholie derart in Erscheinung treten, als sei sie in der Seele eingepflanzt und eingewurzelt. So Constantinus Africanus in seinem Buch „De accidentibus melancolie et eius diffinitione".

Die Schwarzgalle steigt über die Säftekomplexion vorzugsweise zum Gehirn, verdunkelt das Urteilsvermögen, verwirrt den Verstand und verhindert damit, „das Gewohnte zu verstehen, indem sie ihm nun vorschreibt, was er zu verstehen habe". Der Argwohn, „der die Einbildung von Unwirklichkeiten bewirkt und das Herz in Furcht versetzt", wird zum leitenden Merkmal humoralpathologischer Entgleisung. „Wie die Sonne ihr Licht verliert, wenn Nebel oder Dunst sich vorschieben, so wird der Geist des Kranken, wenn der Dunst der schwarzen Galle zu ihm emporsteigt, überschüttet und verwirrt, so daß er seinen Glanz nicht entfalten kann und eine Sache nicht mehr ihrer inneren Wirklichkeit nach erkennt."

Neben den Grenzfeldern des psychisch Normalen erscheinen bei Petrus Hispanus mit gleitenden Übergängen nun auch jene psychopathologischen Entgleisungen, wie sie aus den „contrarietates anime et corporis" zu erklären sind. Da ist zunächst von einer Dysmotorik die Rede, einer „contrarietas in virtute et inclinatione movendi". Möglichkeit und Lust zur Bewegung sind gelähmt, der Mensch wird dadurch exzentrisch oder isoliert. Diese Dysmotorik muß bereits als Entgleisung, als Krankheit angesehen werden, da der Leib kraft seiner elementaren Masse und Schwerkraft immer auf eine Mitte und Mischung tendiert, auf einen Takt und damit auch auf Ausdruck und Bewegung. Das aus diesem Versagen entspringende Leiden (labor et pena) nennt Petrus folgerichtig einen „egressus a statu naturali", ja mehr noch: „debilitas", „dissolutio", „corruptio" (Long. 451, 19).

Als Untergruppe dieses Leidens ist eine Hypermotorik anzusehen, ein „excessus anime et virtutum eius respectu corporis in intentione movendi et operandi". Die Seele, die als „substantia incorporea" die körperlichen Glieder wie ein Instrument benutzt, spielt, erlebt hierbei alle die Abweichungen aus dem

„status naturalis", als da sind: „detrimentum, debilitas, consumptio, tabefactio, dissolutio, corruptio" (l. c. 452, 10).

Eine dritte Gruppe darf als Entgleisung des Affektlebens, als Dysthymie, gedeutet werden. Petrus spricht von einem „concursus impressionum, actionum et passionum anime" (l. c. 452, 12). Ein solcher Konkurs im Gemütsleben samt den damit verbundenen pathologischen Reaktionen und Erlebnissen führt weit ab vom „temperamentum naturale", ist also als echte Temperamentsentgleisung aufgefaßt, die das gesamte System des Erlebens und des Kosmos der Gemütskräfte affiziert und modifiziert.

Als reaktives Leiden oder als Neurose würden wir jene Störung des Gemütslebens betrachten, die Petrus durch den „concursus accidentium anime" sich entwickeln sieht, als Folge eines Zusammenpralls der situationsbedingten Affekte. Hier entsteht ein Leiden immer dort, wo der Kontakt mit dem Milieu Einbuße erleidet oder verloren geht. Er wird als Distakt verstanden. Hüter des körperlichen Mechanismus ist nämlich in erster Linie das Getast, das Gefühl für die jeweilige Komplexion, die elastische Anpassung an jede Veränderung, die mit eben diesem „tactus" geleistet werden muß. Der Takt garantiert deshalb wie nichts die Gesundheit, jenes „temperamentum" der Säfte und damit die „conservatio sanitatis". Temperamentum, Komposition im Gefüge, Harmonie einer Spannung, das ausgeglichene Funktionsspiel eines Organismus –: all das sind identische Termini, die auf einen Wohl-Stand hinzielen, auf eine körperliche wie geistige Zurechnungsfähigkeit, auf die „integritas".

Unter der Überschrift „De passionibus anime" (Sc. XI, 9) wird eine Reihe von knappen Definitionen für psychotische Erscheinungen gegeben. Da ist zunächst von einer „insania" die Rede, die als „morbus mentis" aufgefaßt wird und die sich nicht nur in einer gestörten Urteilskraft und mangelnder Einsicht in das Handeln äußert, sondern auch eine Tendenz zu überstürzten Handlungen, die überdies eine Folgerichtigkeit vermissen lassen, nach sich zieht; ihr umfassendes Kriterium ist also der Verlust der Besinnlichkeit (Sc. 515).

Unser Bereich des zyklischen Irreseins erscheint unter den in der scholastischen Tradition noch nicht phasisch verstandenen großen Störfeldern: der Manie und der Melancholie. Eine „mania canina" imponiert vor allem durch den ungeordneten Ansturm geistiger Einfälle und Impulse, die sich in Zanksucht oder Ausgelassenheit äußern und zu vielerlei Mischbildern führen können (Sc. 449, 10). Die Wolfs-Tollheit dagegen, die „mania lupina", wird als einfache Unsinnigkeit des Geistes definiert, die Zank und perversen Bewegungsdrang nach sich zieht (Sc. 449, 12).

Schließlich wird noch eine knappe Definition des „demonium" gegeben. Danach ist Besessenheit eine Unsinnigkeit, die sich darin äußert, daß es zum Ausbruch einer Unordnung der sittlichen Person kommt. Die Ursache dafür muß in außerhalb des Menschlichen liegenden Gedanken oder Handlungen gesehen werden (Sc. 449, 14). Hier ist die einzige Stelle, wo der Kreis des „humanum" überschritten wird und ein Extrahumanes, ein Daimonion, angenommen wird.

Es muß uns auffallen, wie scharf diese „Geisteskrankheit" deklariert wird, wie eng ihre Grenzen gezogen sind, wie schwierig es sein dürfte, differentialdiagnostische Kriterien zu finden. Es verrät aber auch die ganze Ignoranz moderner Historiker, daß sie ausgerechnet diese Krankheitsgruppe verstanden und generalisiert haben und damit glaubten, das Wesen der scholastischen Irrenkunde und Irrenpflege treffen zu können.

Für Petrus Hispanus sind die Geisteskrankheiten durchgehend Gehirnkrankheiten, die er zu lokalisieren sucht, dann aber auch gegen die reaktiven Gemütsleiden abgrenzt. Bestimmte Farben und Steine werden als wohltuend empfohlen, die Krankenzimmer sollen einen grünlichen Anstrich haben. Kein Heilmittel könne anschlagen, ehe man nicht die innere Lebensweise neu geordnet habe. An Heilmitteln wird weiterhin die Freude empfohlen, aber auch der Wein, der in der Lage ist, die seelischen Kräfte anzuregen, die leiblichen Glieder zu stärken und so Freude hervorzurufen (Sc. 452, 5: Unde vinum cum spiritum et calorem clarificet et confortet ac virtutes excitet et membra corroboret, gaudium gignit).

Geradezu spannend sind die Beschreibungen einzelner Zustandsbilder, etwa der ausgelassen-gereizten „Hunds-Manie" und einer „Wolfs-Manie" mit mehr perversem und paradoxem Bewegungsdrang. Oder die Schilderung des Petrus Hispanus, wie sich beim Melancholiker hinter einer Wand des Schweigens, dem „stupor", eine Welt an Grübeleien aufbaut, wobei der schwarze Saft, die Melancholie, die Realisierung klarer Pläne verhindere. Wie das Bild des Leidens wechselt, je nach Tagesablauf und Gewohnheiten, nach Verfassung des Gehirns und des Kreislaufes. Wie vor allem hier schon das Gestirn Saturn eine Rolle spielt, ganz in der Art der bekannten Darstellung von Dürer, wo die Melancholie zur toten Stunde vor der schöpferischen Phase des menschlichen „ingenium" erhoben wird – wie überhaupt das „Humane" am Menschen schlecht denkbar bleibt ohne einen gehörigen Schuß „melancolia", jener Tiefsinnigkeit und jenem Schwermut, der dem Leben zwar immer lästig ist, aber allein auch den Tiefgang gibt, die Fragwürdigkeit und damit die Lebensweisheit und wohl auch den Lebenssinn.

3 Zusammenfassung und Überleitung

Gesundheit, Krankheit, Heilung erschienen uns als die Gegenstände einer in Theorie wie Praxis ausgewogenen Heilkunde. Im Gleichgewicht von „Theorica et Practica" wollte Petrus Hispanus seinen Schülern eine Rangordnung des Wissens, eine Wissenschaftstheorie, anbieten und zugleich eine Methodologie, eine Rangordnung des Denkens.

Der Logiker soll dabei an die Denkordnung gemahnt werden, der Metaphysiker an die „ratio essendi", während der Arzt sich der „consistentia materialis" zuzuwenden habe, dem komplexen Gefüge der leiblichen Organisation, den „virtutes, opera, objecta, accidentia" und den „passiones". Der „homo patiens" – das ist sein eigentliches Feld.

Theoretik und Methodik bedürfen aber auch eines Überbaues, der deduktiv gegeben wird und der zu dem führt, was wir als „Medizinische Anthropologie" bezeichnen könnten. Dazu nun noch einmal die wichtigsten Punkte: 1. Beim Menschen ist das Gleichgewicht der konträren Säftemischung, die „harmonia vite", essentiell gestört durch die „corruptio"; von daher Krankheit und Tod. Das Leben selbst bleibt geborgen in der „radix vite", der höheren Lebensform eines „corpus superior". 2. Innerhalb eines strengen Stufenbaues der Natur vitalisiert die Seele alle leiblichen Schichten; sie disponiert und organisiert ihren Körper zu einer Konföderation, zu einer Union des „vegetativum", des „sensitivum" und des „intellectivum". 3. Der Tod wird als Destruktion des innigen Lebensnexus verstanden, als „dissolutio" und „regressio", „privatio" und „dissipatio". Die Nomenklatur des Todes erschöpft sich in der Negation. Tod hat kein Sein. Ihm anheimzufallen, kann nur als Privation ausgelegt werden. 4. Ursachen des Todes sind: Altern, Zufälle, Unfälle. Der Mensch als „coagulatio mollis", als das biologische Mängelwesen, zeigt unter allen Lebewesen am meisten Anlage zum Sterben. Als ein Wesen auf Zeit ist er seinsmäßig labil, passibel, vulnerabel. Sein Leben ist schon Sterben. Der Vorgang der „consumptio humidi" als Verzehr der Lebensfeuchte im Lebensfeuer ist irreversibel (irregressibilis est). 5. Was den Ärzten zu tun bleibt, ist nicht die rehabilitierende „restauratio" und „restitutio", sondern lediglich eine „conservatio" und „preservatio"; es ist die „custodia", Geleit und Zuspruch also, eine behutsame Lebensführung all derer, die auf verlorenem Posten stehen.

Alle diese fünf Punkte aber stehen – wie gezeigt werden sollte – im geschlossenen psychosomatischen Funktionskreis einer Medizinischen Anthropologie. Nur in diesem Sinne ist „die Seele" gewissermaßen alles, das Prinzip einer in sich geschlossenen Ganzheit (Exp. 352, 3: anima est quodam modo omnia. Dat autem conclusionem suam principalem et ex consequenti aliam).

Dies alles zeigt uns freilich nur noch einmal, wie wenig wir uns berechtigt fühlen dürfen, das kühne Wort des Petrus Hispanus vom „redeamus ad naturalia" außerhalb der scholastischen Ordnung zu lesen, als ein „Zurück zur Natur" oder auch nur zur Naturwissenschaft in irgendeinem positivistischen oder nominalistischen Sinne. Diese „naturalia" umfassen vielmehr die „res naturales" ebenso wie die „res non naturales"; sie gliedern sich in das vielfältige Leben des Organismus wie auch der Sozietäten; sie meinen in allem das natürliche Gewordene und darin auch das Geschehene historischer Abläufe; sie sind – mit einem Wort – nicht denkbar ohne ihren anthropologischen Bezug. Erst von dieser durchwaltenden Bezogenheit zum Menschen aus konnten wir im einzelnen auf die Natur des gesunden und des kranken Menschen zu sprechen kommen, um nun in einem dritten Teil auch die Möglichkeiten und Grenzen der praktischen Heilkunst in den Blick zu nehmen.

Teil III
Das System der Therapeutik

Einen letzten Aspekt – und gleichsam ihre Ausrundung – gewinnt die Krankheitslehre des Petrus Hispanus, wenn wir zu ihren physiologischen Voraussetzungen nun abschließend auch noch die wichtigsten therapeutischen Konsequenzen hinzufügen.

Auch die Medizin mit ihren praktischen Fächern wird systematisch zwischen die Logik (und deren „maxima") und die Naturphilosophie (als „summa naturalis") eingelagert. Auf dem Boden der aristotelisch orientierten Naturkunde und vor dem Hintergrund der überlieferten „Theorica" erhebt sich somit in hierarchischer Gliederung auch die praktische Heilkunst (Practica) mit ihren unverwechselbaren Prinzipien.

1 Prinzipien der Heilkunst

In den Quaestiones zu „De animalibus" nach Aristoteles wurde an verschiedenen Stellen ausgeführt, daß der Mensch von seinem Erbbild her wie auch aus seinen Umweltbedingungen die „principia generationis et conservationis" in sich trage. Ein solches potentielles Heilbild gehört geradezu zum „principium transmutationis" der Natur. Der Arzt als der Diener der Natur (medicus est minister) braucht es nur noch zu erfassen, um damit behandeln zu können. Daraus werden in der ständig diskutierten „controversia inter philosophum et medicum" weitreichende Schlußfolgerungen gezogen. Während sich nämlich der Philosoph mit den Einflüssen der Geistseele (influentia anime) zu befassen hat und damit nur mit einem einzigen Lebensprinzip (tantum unum principium vite ponit), hat der Arzt als ein „magis sensibilis artifex" weitgehend zu differenzieren, um die Heilkräfte im einzelnen in die Hand zu bekommen und somit das „beneficium medicine" anwenden zu können: „et medicus, qui est magis sensibilis artifex, non considerat influentiam anime, sed solum influentias materiales, que possunt conservari per beneficium medicine" (Cod. 1877, f. 280ra).

Der Arzt hat demnach niemals von einem Einheitsprinzip auszugehen, sondern die materielle Differenziertheit des Organismus zu berücksichtigen; sein natürlicher Ausgangspunkt ist die Vielzahl der „membra principalia", von denen sein Heilansatz jeweils abhängt: „quando leduntur operationes vitales, applicat medicinas ad cor, quando animales ad cerebrum, quando naturales ad epar, quando impeditur virtus generativa, applicat ad testiculos." Die Heilmaßnahmen sind sehr spezifisch orientiert.

Mit der Kenntnis der natürlichen Gegengewichte gegen die Korruption ist die Heilkunst zunächst eine „ars conservanda" und auch als solche „scientia medicinalis". Dieses Grundprinzip der therapeutischen Möglichkeiten, die „conservatio", wird bei Petrus Hispanus in aller Breite exegiert. Sie wird zunächst negativ zu erfassen gesucht, als „defensio a contrarietate per situm in continentia naturali"; sie ist der natürliche Gegenzug in aller kontradiktorischen Spannung eines Organismus. Darin liegt die „excellentia sue virtutis". Diese ganz spezifische Kraft garantiert die Konstanz der soliden Körperbestandteile (compactio fortis compositionis partium coagulatorum), aber auch das Gleichgewicht der dynamischen Körpersäfte (equalitas elementarium qualitatum). Das Prinzip der „conservatio" ist somit das jeden natürlichen Organismus durchwaltende Erhaltungsgesetz: „forma mixti miscibilia contraria continens".

Diese konservative Erhaltung alles Lebendigen ist einmal gegeben durch die „virtus factoris primi", sodann aber durch verschiedene immanente Ursachen der Körperlichkeit, die charakterisiert werden als: 1. „virtus insita": eine eingepflanzte Lebenskraft, die auf Kontinuität angelegt ist (confirmata ad continuitatem perpetuam); 2. „fortis nexus": ein stabiler Zusammenhang aller lebendigen Dinge und ihrer Gesetzlichkeiten (existentie rerum et principiorum earum); 3. „recessus a contrarietate corrumpente": jenes natürliche Zurückweichen vor den verderblichen Widersächlichkeiten, das dem Arzt als Indiz dient; 4. „independentia a materia corporali": eine gewisse unabhängig von der Körperlichkeit bleibende Kraft, die bei aller körperlichen Gebundenheit zu berücksichtigen ist.

Vom Aspekt der spezifisch variierten Gebundenheit dieser unabhängigen Lebenskraft aus wird der Körper als das „principium individuationis" betrachtet: „Nam omnis res, que a materia corporali non dependet, per essentiam est incorruptibilis et in sue permanet existentie fixione" (Exp. 443, 20). Nur in seiner leibhaftigen Differenzierung ist das Individuum möglich, womit allerdings auch alle Labilität und Möglichkeit zur Korruption vom Individuum aus zu erklären sind.

Dieses Individuationsprinzip erscheint so wesentlich, daß es geradezu als Kriterium für Gesundheit überhaupt dient; es ist weiter nichts als ein „medium inter sanum et egrum", ein nicht zu fixierendes Zwischenfeld, das eben dadurch einer permanenten „ars conservandi" bedürftig ist. Auch an dieser Stelle entzündet sich in den Quaestiones die Kontroverse zwischen Aristoteles und den Ärzten. Während der Philosoph in seiner Physik von der Gesundheit als einer „dispositio ad optimum" gesprochen hatte, glauben die Ärzte, diese „sanitas" eher aus dem Gleichgewicht der Funktionen erklären zu können: „sed non est dispositio ad optimum, nisi quia reddit operationes sanas ita, quod homo possit facere opera virtutis, ergo ab operationibus cognoscitur membrum sanum" (Cod. 1877, f. 272vb).

Es wird weiterhin ausgeführt, warum die Krankheit von den Ärzten nur „in propriis actionibus" gesehen werden könne, während eine gesunde Funktion auch bei kranken Organen noch zu begreifen sei: „Propterea dicit autem in litera, quod aliquando membrum est egrum et operationes sunt sane, ut si fit crustula in oculo et non impediatur visus, ergo ab operationibus non dicitur membrum sanum" (f. 272vb). Den Schwierigkeiten wird über die Standpunkte der Autoritäten in zehn verschiedenen Positionen nachgegangen, ehe Petrus seinen eigenen Standpunkt (dico quod) bekanntgibt. Die Gesundheit ist einerseits ein „esse radicale ex contemperantia humorum" und kann so kein „medium inter sanum et egrum" sein; sie wird andererseits aber auch erst erkannt aus der „bonitas operationum", an der Funktionstüchtigkeit der Organe. „Et sic loquitur medicus, et philosophus hic, et hoc modo est medium inter sanum et egrum."

Was aber den hier angeführten Fall von einem verkrusteten Auge bei erhaltener Sehkraft angeht, so glaubt Petrus, daß nur ein Teil des Auges organisch affiziert sein könne: „Ad hec autem, quod tu obicis, quod potest esse membrum egrum et operatio sana, dico quod oculus operatur ratione compositionis et ratione pupile. Unde in aliqua parte oculi potest esse crustula, quae tamen non impedit compositionem oculi nec pupilla unde non impeditur visus" (f. 272vb).

Die therapeutischen Möglichkeiten des Arztes sind auf der anderen Seite aber auch geradezu ein Beweis für die anthropologische Grundsituation: Der Mensch hat seine optimale Verfassung (compositio optima) verloren; er bedarf daher in einer „ars conservandi" der ständigen Aufsicht und Führung (custodia). Alle die unter dem pathogenetischen Aspekt angeführten Schädigungen können einer spezifischen Korrektur unterzogen werden. Zur Kunst der „conservatio" gehört daher auch die „preservatio", eine „custodia corporis in equalo temperamento".

Mit seinen Möglichkeiten hat der Arzt keineswegs ein omnivalentes Mittel an der Hand; er wird sich begnügen müssen mit der Retardation und einer Prophylaxe; er wird mit einer regulativen Ordination zu operieren haben, die dann aber auch als das Wesen von Heilkunst überhaupt angesehen wird: „scientia medicinalis ordinatur ad corporis humani custodiam" (Exp. 457, 5). Damit können die therapeutischen Maßnahmen nunmehr systematischer gegliedert werden.

*

Aufbau, Gliederung und Aufgabe der Heilkunde ergeben sich zwanglos aus dem gesamten handschriftlichen Werk des Petrus Hispanus. Diese „Summa medicinae" ist – wie wir sahen – in der Form von Unterrichtsmaterialien niedergelegt worden und entstand vermutlich im Jahrzehnt der Sieneser Lehrtätigkeit zwischen 1250 und 1260. Wie wir wissen, kam Petrus als Pariser Magister vor 1250 an die junge Universität Siena und wurde noch nach 1260 als „magister in physica" in den Akten geführt.

Mit der traditionellen Articella ist Petrus Hispanus von der klassischen Einführungsliteratur ausgegangen, der „Isagoge Johannitii in artem parvam Galeni". Danach zerfällt die Medizin in zwei Hauptbereiche: die Theorica und die Practica. Auf theoretischen Gebieten informieren Hippokrates, Galen und die Araber über die Physiologie und Pathologie, über die Diagnostik der Puls- und Harnlehren sowie über die therapeutische Ausgangssituation des Arztes, während die praktische Therapeutik sich in drei Grundfächer aufgliedert: die Diätetik, die Materia Medica und die Chirurgie. Zu allen drei Säulen der praktischen Medizin hat Petrus konkrete Beiträge geliefert.

Während wir zur Chirurgie nur eine Diätetik für Verwundete und einen „liber de oculis" kennen, imponieren in der Materia Medica neben dem volkstümlich angelegten „Thesaurus pauperum" die Arzneimittellehren aus „De diaetis universalibus et particularibus" und dem „Viaticum". Die Hauptaufgabe der Medizin aber wird im „Regimen sanitatis" gesehen, wozu nun aus allen Schriften die wesentlichen Gesichtspunkte der auch damals noch klassischen Diätetik heranzutragen wären.

In seinem fragilen Gehäuse ist der Mensch einfach auf das „regimen sanitatis" angewiesen, auf eine Gesundheitsführung, deren Kern die möglichst zureichende „custodia vite" bildet, ein so fürsorglicher wie vorsorgender Lebensschutz.

2 Systematik der Lebensordnung

Von einem Zeitalter, das man – zu Schimpf und Ruhm – das scholastische genannt hat, haben wir ein besonders zentrales Kapitel zur Heilkunst als Lebenskunde zu erwarten. War doch die geistige Intention dieser Zeit vornehmlich auf die rechte Lebensweise gerichtet, auf Bildung zu einer verbindlichen Lebensordnung, auf die ritterliche „mâze", die mönchische „regula", auf einen universalen „ordo". Vergessen sollten wir dabei die billigen Klischees vom finsteren Mittelalter; uns interessierten hier nicht der asketische Mönch, der rauhbeinige Ritter, der süßliche Minnesänger; wir halten uns lieber an die Sache selbst.

In der handschriftlichen Überlieferung begegnet uns eine ganze Reihe diätetischer Grundschriften, deren jeweiliger Titel bereits auf die zeitliche Verfassung hinweist wie auch auf die vermutlichen Adressaten. So dürfte in der Sieneser Dozentenzeit (um 1255) eine „Epistola magistri Petri Hyspani missa ad imperatorem Fridericum super regimen sanitatis" (Cod. Harleianus 5218, BM London) entstanden sein. Gleiche Tendenzen zeigt eine „Summa magistri Petri de conservanda sanitate" (Cod. Royal London, Ms 13-A-VII). Vermutlich späteren Datums ist das „Consilium de tuenda valetudine", verfaßt für Blanca, Tochter des Königs Alfons IX. von Kastilien, die spätere Gattin Ludwigs VIII. von Frankreich.

Eine weitere makrobiotische Schrift haben wir vor uns in der „Translatio vetus libri ‚De longitudine et brevitate vite' vocatus ‚De morte et vita' in corpore vetustiori cum expositione Petri Hispani". Das Thema ist für Petrus wichtig genug, um möglichst gründlich abgehandelt zu werden; so jedenfalls wird schon einleitend betont (dignum est ut componatur tractatus de hiis causis vite et mortis). Verfall und Prophylaxe halten sich das Gleichgewicht, wenn es um die Lebensdauer geht. Die „corruptio" bleibt auch da der Zentralbegriff, wo es um die letzten Fragen um Leben und Tod gehen soll. Die Medizin im engeren Sinne ist dabei mehr krankheitsorientiert, während die Diätetik ausschließlich auf das Wohl der Gesunden bedacht ist (Op. Ys. f. 104ra: quia dieta proprie respiciat sanitatem, medicina vero egritudinem). Die allgemein geordnete Gesundheitsführung, welche die Erhaltung des Körpers garantiert, verlängert demnach das Leben, ein ungeordneter Lebenswandel verkürzt die Lebensfrist (Long. 479, 19: Rerum regimen in quibus consistit conservatio corporis, ordinatum vitam prolongat; inordinatum autem eam abbreviat).

Aus essentiellen wir akzidentellen Gründen kann der Mensch freilich – wie wir sahen – die ihm gesetzte natürliche Lebensfrist nicht erreichen; er stirbt vor der „consummatio mortis naturalis". Er hat daher die Aufgabe, zeitlebens gegen den „cursus naturalis" anzukämpfen, sich eines strengen „regimen sanitatis" zu unterziehen, wozu ihm die Medizin als die „ars conservandi" ihre Hilfe anbietet. Damit sind die Voraussetzungen für eine diätetische Lebensführung aufgezeichnet, für den „ordo rationabilis de sanitatis regimento".

Petrus unterscheidet eine Allgemeine Diätetik als „certa regula vivendi ad usum et utilitatem humani corporis" von einer Speziellen Diätetik, die sich auf die „competens exhibitio cibi et potus" beschränkt. In beiden Fällen gehört die Diätetik zur Heilkunde, wobei nach Galen die eigentliche Medizin in den Organismus verändernd eingreift (alterat naturas nostras), während die Nahrung lediglich die verbrauchte Substanz ersetzt (nutriat substantiam) (Op. Ys. f. 11vb).

Es sind vor allem zwei Hebelarme, an der die Prophylaxe des Menschen eingreifen kann, das ist einmal der „calor naturalis", zum anderen der „spiritus". Am Modell der Atmung zeigt Petrus das „temperamentum" von „calor" und „spiritus", das sich vollzieht „per aeris attractionem et fumositatum expulsionem". Sinn des ganzen Modells, für das verdeutlichend das Lebens-Licht eingeführt wird, ist Reinigung und Mäßigung der Lebenskraft: „regimen nutrimenti animalis".

Im einzelnen sind dabei zu berücksichtigen: die Säftemischung (complexio), die Konstitution (compositio), der Habitus des zu Fetten oder zu Mageren (habitudo), das Zusammenspiel der Organe (machina membrorum), der Funktionsmodus (dispositio virtutum), das diätetische Eingreifen selbst (regimen) und schließlich die zufälligen Lebensumstände, das Milieu (concursus rerum exteriorum).

In der Harmonie von Lebensgeist (spiritus) und Lebenswärme (calor naturalis) liegt die vollständige Erhaltung der Gesundheit (Long. 460, 2: ideo in horum integritate vite perfecta conservatio consistit). Die Dauer des Lebens gründet sich damit auf die Wärme, die nicht leicht zu verlieren ist, und auf die möglichst lang zu erhaltende Lebensfeuchte (Long. 460, 4: Et ideo longitudo vite in calido quod non de facili extinguitur et humido quod non de facili consumitur, fundari dicitur).

Die gesunde Verfassung (constitutio) beruht demnach auf folgenden sechs Punkten (Long. 465, 10–13): 1. dem geordneten Zusammenspiel der Elemente (elementorum concursus); 2. der Verschiedenheit im Säftesystem (complexionum diversitas); 3. der Disposition der einzelnen Qualitäten (humorum dispositio); 4. dem Zusammenhalt der Glieder (membrorum integritas); 5. der Stärke der einzelnen Handlungen (operationum fortitudo); 6. der Verfassung der Lebensgeister (spirituum conditio).

Die ärztliche Kunst ist somit zunächst auf den Schutz der leiblichen Gesundheit gerichtet (Long. 457, 5: scientia medicinalis ordinatur ad corporis humani custodiam). Daraus ergeben sich die beiden Aufgabenbereiche der Medizin: Gesundheit zu bewahren und wiederherzustellen (l. c. 7: indiget arte conservante sanitatem et amissam recuperante). Oder an anderer Stelle: idest conservationi sanitatis et curationi egritudinis, et ideo sunt due partes medicine (Op. Ys. f. 11rb).

Hinzu treten noch die Lebensalter (etates), die Hautfarben (colores), der Habitus (habitudo) und das Geschlecht (discretio sexus). Gerade die sexuelle Differenzierung erlaubt neue Einsicht in die Lebensdauer. Lebt doch der Mann länger, weil das Lebensfeuer stärker ist, die Funktion tüchtiger, die Auflösung demnach langsamer vor sich geht. Andererseits fördert der Samenerguß die Ausdörrung (Exp. 467, 5); verkürzend wirkt die Arbeit des Mannes und sein „motus continuus" (l. c. 467, 7: desiccat enim labor, et senectutem in qua accidit siccitas, inducit; eius autem terminus mors est).

Als „ordo rationabilis" bedenkt das „regimentum sanitatis" systematisch alle „modi conditionum, in quibus sanitatis consistit regimentum" (Op. Ys. f. 98ᵃ). Danach erst läßt sich eine „subtilis dieta" unterscheiden, und zwar „triplex, iuxta illorum modorum singulos proceditur". Weitere Unterteilungen gliedern das vielschichtige Konzept nach gleichem Schema: „primus est diete subtilis ordinatio ad usum quietorum, secundus grosse ordinatio ad usum exercitantium. Tertius est consideratio temporum anni, quartus custodia a cibis nocivis et bonorum electio."

Die nächste Auffächerung berücksichtigt vor allem die „sex res non naturales" und die Lebensalter: „Circa partem istam quattuor queruntur: Primum est de diversitate regiminis diete a parte regionum. Secundum de diversitate regiminis diete a parte temporum anni. Tertium de diversitate diete a parte etatis. Quartum de diversitate diete a parte exercitantium." Weitere Gruppen beziehen sich auf folgende sechs Punkte: 1. „de ordine fructuum in mensa"; 2. „de ordine cene et prandii"; 3. „de ordine somni"; 4. „de dieta exercitantium"; 5. „de diversitate exercitii"; 6. „de ordinatione balnei".

Aufgabe der Heilkunst ist es folglich, die Gesundheit zu bewahren und wiederherzustellen (sanitatem conservare et amissam recuperare). Wäre nämlich unser Leib in unveränderlicher Verfassung und bester Kondition, wäre die Medizin nicht nötig (Long. 457, 7: Si enim immutabile et invariabile esset et semper in optima compositione permaneret, non indigeret arte institutente ipsum). Da er aber veränderbar ist und zerstörbar, bedarf er der Heilkunst (Sed quia mutatur et corrumpitur non servans eam quam habebat ex principio consistentiam, arte curativa et conservativa secundum hoc indiget).

Da der Mensch nun einmal seine optimale Komposition verloren hat, bedarf er prinzipiell der Aufsicht und Vorsicht, der Verhütung von Krankheiten und einer Führung des gesunden Lebensstils. Das Schlüsselwort für diese ärztliche Lebensführung heißt bei Petrus „custodia". Dem Arzt ist in der „custodia vite" das kostbarste Bildungsgut anvertraut, die „ars conservandi" des menschlichen Lebens, und damit auch die Kultur einer Natur, die Anthropoplastik. Hier liegt das eigentliche Amt des Arztes (scientia medicinalis ordinatur ad corporis humani custodiam).

Dem behandelnden Arzt hat als oberster Leitspruch zu gelten: „Primo ordinanda est dieta." Diätetik begründet und begleitet alle Therapie. Ohne die Ordnung der Lebensführung bliebe alles therapeutische Ordinieren und ärztliche Konsultieren umsonst. Und so wird denn auch die Lebensweise und ihr Regiment möglichst systematisch – mit antiker Leibeszucht und nach christlicher Lebensregel – vor Augen gestellt. In der „Quaestio secunda" seines Kommentars zur

„Isagoge Johannitii" geht Petrus eigens auf den Katalog der klassischen Diätetik ein (De rebus naturalibis), auf: „cibus et potus, somnus et vigilia, exercitium et balnea, coitus" (Cod. Matr. 1877, f. 1rb). Gehen wir den Regelkreisen der Lebensführung einmal im einzelnen nach!

Die Regelkreise der Lebensordnung

Was dem Leib als einem „organicum corpus" Halt und Erhaltung verleiht, ist in erster Linie Sache der ärztlichen Lebensführung, eines „regimen". Dieses aber erstreckt sich – nach der klassischen Tradition – auf folgende sechs Punkte: Licht und Luft, Essen und Trinken, Bewegung und Ruhe, Schlafen und Wachen, Ausscheidungen und das Affektleben.

Als wichtigstes Lebensprinzip gilt die Luft (aer), die dem Herzen als dem Haus des Seins (domus vite) die Lebenswärme und den Lebensgeist vermittelt. Das Blut durchschreitet eine Art von Kreislauf, jenen von Petrus mit den verschiedensten Phasen genau beschriebenen „circulus cordis" eben, wobei die Körperflüssigkeiten vom Herzen ausgehen und wieder ins Herz zurückkehren. Petrus Hispanus unterscheidet an dieser Stelle wie auch in den übrigen Punkten unserer Lebensmuster genau zwischen den inneren, natürlichen Ursachen der Störung, wozu etwa der zeitliche Ablauf des Lebens selber zählt (tempus est causa corruptionis), und der rein äußerlichen Disposition, wozu er etwa Klimawechsel, Hitze und Kälte, Fäulnis und Pestilenz rechnet.

Am gesündesten erscheint eine gemäßigte Zone (Long. 468, 13: animalia in regione temperata diutius conservari). Abweichungen führen zu Störungen und Krankheiten (l. c. 469, 11: Tempus temperatum vitam continuat, calidum abbreviat resolvendo et dissicando, frigidum extinguendo, calidum et humidum putredinem inducendo). Das Atmungssystem erscheint hier als der große Regulator (per aeris attractionem et fumositatem expulsionem) zwischen dem äußeren und inneren Milieu.

Den zweiten Bereich bilden die Lebensmittel im engeren Sinne, die „necessitas nutrimenti". Als lebensnotwendig gilt daher schon die Auswahl geeigneter Nahrung, das „regimen idonei nutrimenti". Auch hierbei muß auffallen, wie genau auf eine Rangordnung als Lebens-Mittel geachtet wird: Am wenigsten kann der Mensch die Luft entbehren, dann erst den Trank als Tau für die ausgedörrten Glieder, danach erst die feste Speise, die den Leib immer wieder von neuem restauriert. Genauso wichtig für die Lebensordnung sind die Gleichgewichte zwischen Arbeit und Muße (motus et quies), Schlafen und Wachen (somnus et vigilia) und den Ausscheidungen und Absonderungen (excreta et secreta). Aber selbst so naturalistische Vorgänge wie das Essen und Zeugen sind Symbol eines absoluten Heilsverlangens (uti alimento, ut salvaretur; generare, ut salvetur). Ist doch alles natürliche Sein letzten Endes angelegt auf das Heil (omne agens naturale intendit sui salvationem).

In seinem Kommentar zum „Liber diaetarum particularium" stellt sich Petrus die Frage, ob für den menschlichen Körper diätetische Maßnahmen überhaupt angebracht seien, und damit zugleich auch die Frage, ob man die Diätetik als ein wissenschaftliches Fach betrachten könne (an de dieta possit esse scientia). Er geht dann aber auch auf sehr konkrete und anscheinend banale Probleme ein, auf die Frage etwa, ob Wein oder Wasser bekömmlicher sei (Op. Ys., Tabula: quod magis habet prolongare vitam: an vinum, an aqua).

Behandelt wird im nächsten Regelkreis die Natur des Schlafes, wobei sich die Frage erhebt, ob der Schlaf nicht gleichsam als „passio particularis cerebri" aufzufassen sei. Ausführlich diskutiert wird die Beobachtung, daß junge Leute besser schlafen als alte Menschen (Cod. 1877, f. 263rb: quare pueri bene dormiunt et senex male).

Ebenso wichtig wie Essen und Trinken erscheinen Verdauung und Ausscheidung. Sie ordnen den Haushalt im stetigen Stoffwechselverkehr und tendieren auf Ausgleich und Harmonie. Was aus der geforderten „equalitas" resultiert, ist die „harmonia vite": das Gleichgewicht der konträren Säftemischung wie auch der möglichst harmonische Rhythmus im Lebensstil des Alltags.

Eine besondere Rolle spielen in diesen Regelkreisen die Emotionen und Affekte (affectus animi). Ist unsere sinnliche Ausstattung doch geradezu eingestellt auf Leidenschaften wie Freudenschaften (omnis sensus est cum delectatione vel tristitia). Menschliche Existenz als solche ist schon Betroffenwerden und Leiden (pati et moveri). Bei aller Korruption der Säfteverfassung müssen daher die „contrarietates anime et corporis" besonders berücksichtigt werden.

Derselben Vielfalt wie bei den Risikofaktoren unterliegen in allen diesen Punkten die Restitutionsfaktoren. Was alles muß nicht in diesem plurikausalen Wirkungsfeld berücksichtigt werden: die Konstitution (compositio) ebenso wie die Säftemischung (complexio) oder der individuelle Habitus (habitudo), das Strukturprinzip des Organismus (machina membrorum) in gleicher Weise wie das Funktionsspiel (dispositio virtutum), und mit all diesen Komponenten wiederum verbunden das Milieu (concursus rerum exteriorum), das, was wir heute die technische und soziale Umwelt des Menschen nennen. Alles das ist wiederum zu differenzieren nach dem jeweiligen Geschlecht (discretio sexus) und nach dem Lebensalter (etates). In dieses anthropologische Gleichgewichtssystem (temperamentum) einbezogen wird auch die Natur da draußen: die Pflanzen, die Tiere, alles Lebendige (collatio viventium ad invicem), der gesamte Kosmos schließlich, der – „per analogiam" – in die Verantwortung des Menschen gegeben ist. Der Arzt aber ist der berufene Promotor dieser universellen „Ars conservandi". Denn Leben erfordert nun einmal Ordnung und Führung, Wahrung und Wache, Schutz und Schirm, Vorsorge und Vorhut. Und so ist und bleibt der wache Mensch – so Petrus Hispanus – der Hüter des Lebens, der Hirte des Seins.

Leitlinien der Lebensführung

Bei aller Eingebundenheit in die uns umgebende Natur und aller Verflochtenheit in die uns bestimmende Geschichte bleibt uns ein Freiraum und Spielraum, jener Lebensraum eben, in dem wir die Wechselfälle des Schicksals zu gestalten und zu meistern in der Lage sind. In dieser seiner Lebensgestaltung findet der Mensch denn auch seinen eigenen, unverwechselbaren Lebensstil. Er hat es gelernt, sein Leben – in einer Existenz voller Risiken und Chancen – zu führen, wobei ihm der Arzt als Vorbild und als Vermittler zu dienen hat.

In dieser „Ordination" muß das Wesen der Heilkunde gesehen werden. Die Medizin übernimmt das „regimen corporis humani", und sie führt ihren Auftrag aus durch diätetische Lebensführung (per ordinationem diete). Die Heilkunst hat das Leben nicht geschaffen; sie kann es auf die Dauer auch nicht erhalten. Was sie kann, ist immer nur Vorbeugung und Prophylaxe. Innerhalb der natürlichen biologischen Gesetze aber ergibt sich eine eindeutige Maxime für die „conservatio corporis", die lautet: Ordentliche Lebensführung verlängert, ungeordnete verkürzt das Leben (Long. 479, 18: Rerum regimen in quibus consistit conservatio corporis, ordinatum, vitam prolongat; inordinatum autem, eam abbreviat).

Zwar kann die Medizin nicht vor dem Tode bewahren und vor Schäden aller Art, noch wird sie ewiges Leben verheißen wollen (Long. 457, 12: Sed ars custodiendi sanitatem non est ars, que hominem securum a morte reddit neque corpus a nocumentis omnino muniat neque que unumquodque corpus ad ultimam vite longitudinum perducat), aber sie kann die Gesundheit schützen und den Verfall aufhalten (sed prestat preservationem et retardat humiditatis consumptionem et caloris velocem extinctionem atque resolutionem). Sie bedient sich des „regimen" und leistet „restauratio" und verhilft dem Menschen zu optimaler Existenz (secundum ordinem et possibilitatem naturae). Mit ihrer sicherlich notwendigen Restauration besorgt die Heilkunst nur eine ihrer Aufgaben, einen eher negativen Anteil, während der positive Bereich die Ordination darstellt, die das Hauptamt des Arztes ist und bleibt. Petrus bringt dies auf die Formel: „scientia medicinalis ordinatur ad corporis humani custodiam" (Sc. 457, 5). Die Medizin als Heilkunst kann sich nicht in einer Reparaturkunde erschöpfen; sie ist ihrem Wesen nach Heil-Kunde.

Aufgabe der Heilkunst ist daher nicht das Sanieren allein, das Heilmachen um jeden Preis, sondern eher die behutsame Ordination jener humanen Lebensbedingungen, hinter der weniger ein naturhafter „Trieb" als ein geistiger „Zug" steckt, das Streben nämlich nach dem ewigen Heil (omne agens naturale intendit sui salvationem). Alles Leben trägt aus seiner lichten Wurzel bereits, aus der „radix vitae", die im Lichte wurzelt, das Heil aus.

Gerade als sinnenhafte Natur ist der Mensch als ein verantwortliches Wesen geradezu gegründet im Licht als seiner eigentlichen und innigsten Wurzel. Alle Natur trägt im lichten Grün die Farbe der geistigen Welt. Von daher fällt Licht auch auf alle Organisation unseres Organismus, ein Licht der Natur, das in jedem Organ noch die Verwandtschaft zum lichten Ursprung erscheinen läßt. Auch unser dumpfer Leib noch mit seinem so banalen Essen und Schaffen und Zeugen, er wurzelt in diesem lichten Keim (radix vite), der uns hält und drängt und heilt. Der Leib und seine Lichtnatur, sie werden zu Partnern im großen Gespräch der Schöpfung. Im Ganzen dieser so überaus transparenten Schöpfung sollte der mittelalterliche Mensch gesehen werden und nicht im toten Buchstaben eines scholastischen Labyrinths.

3 Aufriß einer Heilmittellehre

Die den modernen Historikern so imponierende „Personalunion des Philosophen mit dem Arzt" (Grabmann) legt das Vorliegen einer ebenso geschlossenen „Summa medicinae" nahe, die in der Tat vorliegt, die aber – wie wir aufzuweisen versucht haben – aus zahlreichen Drucken und Handschriften erst rekonstruiert werden muß. Zwar kennen wir Handschriften, die den großspurigen Titel „Summa medicinalis Magistri Petri Yspani" tragen; aber hierbei handelt es sich lediglich um den zweitklassigen „Thesaurus pauperum", eine kompilierte Rezeptschrift nach Art der zeitgenössischen „Armenapotheke", die trotz ihrer weiten Verbreitung und infolge ständiger Konjekturen das ursprüngliche Werk eher verwässert hat.

Des Petrus Hispanus „Thesaurus pauperum" [tresor de pobres] wird in einigen Handschriften geführt als „Summa experimentorum medicarum" oder noch dramatischer im Codex 4504 als „Summa medicinalis Magistri Petri Yspani" (zu den Handschriften vgl. Stapper [1898] 22; vgl. auch Alonso [1961] XI). Das beliebte Werk kam bereits früh in den Druck (Lugduni 1525). In Wirklichkeit handelt es sich um keine „Summa", sondern lediglich um ein kompendienartiges Rezeptbuch, bestehend aus einem Prolog und 55 Kapiteln, die – nach dem Modus „a capite ad calcem" – der Bekämpfung bestimmter Krankheiten und der Empfehlung von jeweiligen therapeutischen Maßnahmen gewidmet sind. In seinem Vorwort bereits bezieht sich das Werk auf den alten Topos von „Christus Medicus". Hier beruft sich Petrus auf den „summus medicus Christus, qui sanat ut vult omnes infirmitates". Seinen Titel indes führt Petrus auf Gott als den „pater pauperum" zurück, den „Vater der Armen", der mit seiner Schöpfung schon auch die Heilkräfte verlieh.

An Quellen (dicta physicorum) werden angeführt: Dioskurides, Galen, Avicenna, Constantinus Africanus, aber auch neuere Autoritäten wie das „Circa instans" oder Gilbertus Anglicus. Damit stellt Petrus sich in die Tradition der klassischen „Materia Medica", die – von Dioskurides ausgehend – über die arabischen Kommentatoren im hohen Mittelalter bereits zu einer eigenständigen Literaturgattung angewachsen war, der sich Petrus Hispanus laufend bedient, um sie in seinem „Thesaurus" vorzustellen und zu erweitern. Seit dem Ausgang des 14. Jahrhunderts ist der „Thesaurus" dann ständig erweitert oder auch zu „Florilegien" gerafft worden, die vom ausgehenden 14. Jahrhundert an bis zum späten 15. Jahrhundert Eingang in volkssprachige Arzneibücher fanden (vgl. Telle [1988] 506–508).

In seiner Arzneimittellehre bedient sich Petrus sehr bewußt einer „medicina generalis", wie sie ihm die „Megatechne" des Galen vermittelte, und einer „medicina particulariter", in der die „causae et signa et morbi" speziell behandelt wurden. Die Materia Medica soll hierbei a) „considerare naturas et virtutes medicinarum"; sie betrifft b) „antidota diversis causis egritudinum compententia"; sie hat c) zu erwägen die „virtutes simplicium medicinarum". Erst danach kann sie sich an die „virtutes compositarum" wagen, „cuius opera sunt multa". Sie muß mit Graden und Gewichten und der Herstellung vertraut sein, kurz mit allem, was das „Antidotarium" lehrt (Op. Ys. f. 11va: Discernere pondera et gradus . . . tradere modos conficiendi . . . et reliqua huiusmodi, que super antidotarium sunt dicenda).

Eigene Erfahrungen kommen bei diesen Ausführungen und Anweisungen häufiger zu Wort, so wenn es heißt: „hoc manibus meis experimentavi". Auch in dieser Arzneimittellehre bricht sich das von Petrus geliebte hippokratische Axiom von einem „redeamus ad naturalia" erneut Bahn. Aufgerufen wird in den Texten „ad experimenta naturalia", was im damaligen Verständnis keineswegs Experiment sein soll, immerhin aber als ein deutlicher Versuch gewertet werden kann, aus dem Gestrüpp scholastischer Polypragmasie einen Ausweg zu finden. Bei all seiner Betonung des Wertes einer literarischen Bildung will Petrus gerade hier seine Schüler nicht vergessen lassen, daß sie sich nicht nur durch die „rauhen Dornenhecken" (aspera sineta) der schriftlichen Überlieferung hindurchschlagen müssen, sondern auch möglichst eigenständig weiterarbeiten sollten (Op. Ys. f. 12ra).

4 Beiträge zur Chirurgie

Wie in der gesamten Heilkunde des hohen Mittelalters gehört auch bei Petrus Hispanus die Chirurgie voll und ganz zur Medizin; sie kann nicht als eine besondere Heiltechnik herausgelöst, geschweige denn als eine niedrigere Heilart abgewertet werden. Insbesondere läßt sich die Chirurgie mit ihrer immer notwendigen Vor- und Nachbehandlung nicht von der Materia Medica und von der Allgemeinen Diätetik trennen.

Chirurgie wird zunächst im Einklang mit der Überlieferung dem Wortsinne nach verstanden als die Behandlung mit der bloßen oder der bewaffneten Hand (ars operationis manus). Petrus bevorzugt in seiner Systematik das formale Einteilungsprinzip und gliedert die Chirurgie 1. nach den Bedürfnissen des Körpers bzw. den affizierten Körperteilen und den diesbezüglichen Operationen; 2. nach den Möglichkeiten, die im Verlaufe einer chirurgischen Prozedur auftreten und erforderlich scheinen, und 3. nach den Einteilungsprinzipien der Überlieferung, wobei eine Allgemeine von der Speziellen Chirurgie unterschieden wird.

Die chirurgischen Aufgaben bestehen darin, Schwachstellen zu vereinigen oder zu festigen, Gebrochenes zu schienen, Überflüssiges wegzuschneiden, Verluste auszugleichen, Verschlüsse zu öffnen, Verengungen zu erweitern und ähnliche Maßnahmen (Op. Ys. f. 11va: Opera enim eius sunt, secundum que procedit: unire, consolidare, superflua secare, diminutum regenerare, dilatare, ducere et similia). Hieraus ergeben sich die Unterabteilungen der chirurgischen Kunst von selbst: die Lehre von den Frakturen, von der Punktur, von den Geschwülsten und die Lehre von der Wundversorgung mit Salben (unguenta), Pflastern (emplastra) und dergleichen.

An Untergliederungen der Chirurgie (operationes illius scientie) führt Petrus eigens an (Op. Ys. f. 11va):

- Maßnahmen bei Knochenfrakturen (quedam enim pars operatur circa fracturam ossis);
- Eingriffe am Nervensystem (quedam circa puncturam nervi);
- Maßnahmen bei Geschwüren und Geschwülsten (quedam circa plagam et ulcus);
- Maßnahmen bei einfachen oder komplizierten Brüchen (quedam secundum simplices solutiones contuinitatis, quedam circa compositas);
- Maßnahmen der offenen Wundversorgung.

Wenn Petrus der Ansicht ist, daß Wunden nicht heilen, sie seien denn vorher gründlich gereinigt, zitiert er lediglich die Meinung der Autoritäten (Cod. 1877, f. 281rb: quod vulnera non sanantur nisi prius mundificentur). Besonders schwierig scheint ihm die Wundversorgung der Lunge zu sein, und zwar wegen der Nähe des Herzens und des unmittelbar auf eine Lungenläsion folgenden hohen Fiebers.

Die diätetische Nachbehandlung chirurgischer Fälle hat Petrus besonders am Herzen gelegen, wovon ein Traktat (Cod. Rom Bibl. Casanatense 1382, f. 28[r]) zeugt, der beginnt: „In nomine Domini Iesu Christi. Multi veterum medicorum in inermem fallaciam devenerunt propter defectum cirurgice diete". Attackiert wird hier der Magister Roger von Salerno: „Petrus Yspanus parve scientie parvique intellectus, videns obtenebrositatem Rogerii Salernitani, rogatus a Fantino cirurgico Senensi, contemplatus est dietam morborum vulneratorum accidentium." Nachgesucht um diese „Diätetik für Verwundete" hatte somit der als „Fantinus" bezeichnete Magister Johannes Mordentis von Faenza, der damals Professor der Chirurgie in Siena war.

Nachwirkungen

Wie Gerbert von Reims, der spätere Papst Silvester II., erhielt auch Petrus den Titel eines „papa magus". Ein Dominikaner-Chronist zu Rottweil weiß zu berichten, daß „dieser häretische Schwarzkünstler in seinem Palaste vom Teufel persönlich erwürgt" worden sei (Hic haereticus et nigromanticus oppressus est in palatio ab diabolo). Und auch ein Chronist aus Basel staunt ihn als Zauberer an, als „Johannes papa magus, in omnibus disciplinis instructus, religiosis infestus" (Annal. Basil.; Pertz, XVIII, 202).

Frühe Kirchenhistoriker indes – wie Ptolemaeus Lucanus – rühmen seine Allgemeinbildung und insbesondere seine Kenntnisse in der Medizin: „Hic generalis clericus fuit et praecipue in medicinis: unde et quaedam experimenta scripsit ad curas hominum ac librum composuit, qui Thesaurus pauperum vocatur. Fecit et librum de problematis iuxta modum et formam libri Aristotelis" (Hist. eccl., apud Muratori, Rer. Ital. Ss. XI, 1176). Drei Gruppen seines Schrifttums werden hier herausgestellt, die „Experimenta", der „Thesaurus" sowie die Interpretationen der „Problemata" nach Aristoteles.

Eine Untersuchung über die Quellen- und Wirkungsgeschichte des Petrus Hispanus erst würde den Traditionszusammenhang im Ganzen und damit die Stellung dieser Anthropologie innerhalb der Geistesgeschichte des hohen Mittelalters aufweisen. Aristoteles ist nicht nur mit dem Organon und den Naturalia vertreten, sondern auch mit den Parva Naturalia und den Kommentatoren. Galen bildet eine breite Brücke über die Spätantike zu den arabischen Naturphilosophen, von denen für unsere Thematik besonders häufig herangezogen wurden: Johannitius, Mesuë, Haly Abbas, Isaac Judaeus, Avicenna, Averroës, Algazel, Albumasar. Die frühchristliche Überlieferung bringt neben der zentralen Position des Augustinus auch Auffassungen von Boethius, Janus Damascenus, Gregorius Nazarenus und Macrobius. Innerhalb der hochmittelalterlichen Assimilationsbewegung des Arabismus spielen Constantinus Africanus und Alfredus Anglicus eine Rolle. Der Konnex mit den zeitgenössischen Autoren bedarf noch eingehender Klärung.

*

Mit Petrus Hispanus, dem Arzt im Purpur, haben wir zweifellos eine der faszinierendsten Persönlichkeiten des hohen Mittelalters vor Augen. Ein so gründlicher Kenner der mittelalterlichen Handschriften wie Martin Grabmann hat ihn als den bedeutendsten Mediziner des Mittelalters gefeiert. Dieser Arzt im Purpur ist gleichwohl der große Unbekannte des hohen Mittelalters geblieben. Sein Wirken als Pontifex maximus war zu kurz befristet und fand ein tragisches Ende. Sein Werk verkümmerte im Herbst des Mittelalters zu einer stereotypen Autorität. Der Mediziner, der zum ersten Mal eine mittelalterliche Summe der Heilkunst konzipiert hatte, ward völlig vergessen. Im Gegensatz zu Isidor von Sevilla ist Petrus Hispanus selbst von den Spaniern erst in jüngster Zeit und – wie Américo Castro (1957) bitter bemerkt – auf Umwegen über das Ausland beachtet worden.

Der bekannte Mediävist Martin Grabmann jedenfalls hat unseren Petrus zu den „bedeutendsten und markantesten Persönlichkeiten der Artistenfakultät" (1936) gezählt und auch später (1956) noch geurteilt, daß hier „nicht bloß ein maßgebender Logiker, sondern auch der vielleicht bedeutendste Mediziner des Mittelalters" noch zu entdecken sei. Grabmann (1936) rühmt Petrus als „eine Forscher- und Denkergestalt von weitausgedehnten wissenschaftlichen Interessen" und darüber hinaus als einen „der markantesten Vertreter der Artistenfakultät wie auch der medizinischen Fakultät des 13. Jahrhunderts" (l. c. 125).

Martin Grabmann nennt als Lehrer des Thomas von Aquin – neben dem früheren Erasmus von Montecassino und dem späteren Albertus Magnus – ausdrücklich auch Petrus Hispanus, der sich damals schon in den Bahnen des „neuen Aristoteles" bewegt habe. Und der bekannte Medizinhistoriker Karl Sudhoff (1934) schreibt: „Mit ihm war ein großer Gelehrter und ein vielsorgender Arzt aus dem Leben geschieden, ein hochgebildeter aufrechter Mann von offenem und geradem Charakter" (Sudhoff [1934] 10).

In einer breitangelegten erkenntnistheoretischen Studie kommt Alexander Schlögel (1965) zu dem eher vorsichtigen Ergebnis, daß das weitschichtige Schrifttum des Petrus Hispanus zwar „einen eindrucksvollen und höchst aufschlußreichen Einblick in die philosophischen Auseinandersetzungen um die Mitte des 13. Jahrhunderts" gestatte, daß aber das philosophische Bemühen des „Eklektikers" Petrus keinen besonderen Beitrag im Werden der „philosophischen parennis" darstellt (Schlögel [1965] 686).

Diesem kritischen Urteil zufolge gehört Petrus augenscheinlich zu denjenigen Autoren, die durch die Berufung auf Aristoteles und die Übernahme der aristotelischen Terminologie dem neuplatonischen Gedankengut nur „einen Aspekt der Aktualität" beigegeben haben (vgl. Kohlmeier [1969] 303). Wenn Petrus auch frühzeitig schon „eine bedeutende Rolle in der Aristotelesrezeption" spielte, so dürfe man in ihm keinen „hundertprozentigen Aristotelesanhänger" sehen (l. c. 310).

Mit Werk und Wirkung des Petrus hat sich die Wissenschaftsgeschichte noch in keiner Weise vertraut gemacht. Wir sind uns dabei bewußt, daß auch wir beim Thema der Krankheitslehre nur die Grundzüge liefern konnten, daß wir uns dabei abgrenzen mußten gegen die systematischen Textinterpretationen, wie sie von Grabmann und Alonso eingeleitet worden sind, vor allem auch gegen die philosophischen und theologischen Auslegungen, die neuerdings von portugiesischen Gelehrten wie Rocha Pereira, Ferreira, Cruz-Pontes u.a. getragen werden, ferner gegen die fachkundlichen Traktate oder auch gegen rein biographische Studien, wie sie von den portugiesischen Schulen in den letzten Jahren energisch in Angriff genommen wurden. Wir wollten bei einer rein anthropologischen Exegese verbleiben und uns hierbei weniger von modernen anthropologischen Modellen leiten lassen, als uns vielmehr ganz und gar auf die Eigenständigkeiten der Methode unseres Autors selbst stützen; aus seiner Sprache heraus haben wir das Menschenbild und seine Lehre von den Krankheiten zu deuten versucht.

Was uns immer stärker an Leben und Werk des Petrus Hispanus zu fesseln vermag, ist nicht allein die Originalität und Souveränität, mit der hier eine naturphilosophische Architektonik mittelalterlicher Scholastik aufgebaut wird, es ist mehr noch die Meisterschaft, mit der dieser Magister die vielstimmigen Strömungen der Überlieferungen des Westens wie des Ostens aufzufangen vermochte, um sie mit einer überaus eleganten Dialektik immer wieder zu verflechten und aufzulösen und so in einem wahrhaft dialogischen Prozeß nach und nach durchsichtig und einleuchtend zu machen.

Auch von unserem Thema her gesehen zeigt sich somit Petrus Hispanus nicht nur als eine gewichtige Stimme innerhalb des reichgegliederten 13. Jahrhunderts, sondern auch als eine bestimmende und nicht länger zu übersehende Traditionsbrücke der frühscholastischen Doktrinen zu den großen Kosmologien und Anthropologien der Spätscholastik und Frührenaissance. Hierfür dienen nicht zuletzt die annähernd 3000 Problemata, die wir aus den „Opera Medica" in der Form der Quaestionen zum Mittelpunkt unserer Untersuchung gemacht haben.

Wie Thomas von Aquin, ist auch Petrus Hispanus der große Nüchterne geblieben, trunken nur von der Sachlichkeit selber. Sein Stil bleibt jederzeit in sich gehalten, auch wo er in immer neuen Zügen die zentralen Themen umkreist; nichts auslassend, nirgendwo auffallend, durch nichts geblendet, zielt sein Denken immer auf Mitte und Maß, auf Aneignung der Wirklichkeit, unterwegs zu einem Licht, das er nicht sucht, da er es hinter sich weiß und sein Leuchten über sich spürt. In diesem Licht steht auch das Bild des gesunden, des kranken, des zu heilenden Menschen.

Die Persönlichkeit des Petrus gehört einer gewiß fernen, aber nicht weniger reizvollen Epoche an, einer stillen und abgeborgenen Zeit, in welcher der Mensch – wie Goethe einmal bemerkte – „unbekannt mit sich selbst, aus innerem starken Antriebe tätig war, trefflich vor sich hinwirkte und kein anderes Dokument seines Daseins zurückließ als eben die Wirkung, welche höher zu schätzen wäre als alle Nachrichten".

Bibliographie

Quellen

Petrus Hispanus: Summulae logicales, quas e codice manuscripto Reg. Lat. 1205 edidit I. M. Bocheński. Torino 1947.
Petrus Hispanus: Summulae logicales. Ed. J. P. Mullally. Indiana 1945.
Petrus Hispanus: Thesaurus pauperum. Ed. Luís de Pina, M. H. da Rocha Pereira. Porto 1954/55.
Petrus Hispanus: Scientia libri de anima. Ed. Manuel Alonso. Obras filosóficas I. Madrid 1941 (2. Ed. Barcelona 1961).
Petrus Hispanus: Quaestiones de anima. Obres filosóficas II. Madrid 1944.
Petrus Hispanus: Expositio libri de anima. Obras filosóficas III. Madrid 1952.
Petrus Hispanus: Expositio librorum Beati Dionysii. Ed. Manuel Alonso. Lisboa 1957.
Petrus Hispanus: Opera Medica. Cod. Matrit. 1877, BN Madrid (s. XIII).
Omnia opera Ysaac. Lugduni 1515.

Literaturhinweise

Academia das Ciéncias de Lisboa (1944) Bibliografia Geral Portuguesa II. Lisboa, p 167–394

Anawati GC (1975) Les médicaments de l'oeil chez Ḥunayn ibn Isḥâq. Arabica 21:232–244

Antonio N (1788) Biblioteca hispana vetus. Madrid, vol II: p 75–77

Berger AM (1899) Die Ophthalmologie (Liber de oculo) des Petrus Hispanus. München

Bourgeois H (1990) Jean XXI (1220–1277), Pape, „Militaire" et Ophthalmologist. In: L'ophtalmologie des origines à nos jours. Tome 6: p 31–35

Cadier L (1898) Registrande des Papstes Johannes XXI. In: Bibliothèque des Ecoles Françaises d'Athène et de Rome. 2e Serie XII, 3

Caires A de (1948) O perfil psicológico do Papa João XXI. Ação Médica: 148–165

Carreras y Artau J (1934) La nacionalidad portuguesa de Pedro Hispano. Les Ciencias: 378–384

Carreras y Artau J (1939) Historia de la Filosófia española. Madrid, I:101–144

Castro A (1957) Spanien, Vision und Wirklichkeit.Köln

Cruz Pontes JM da (1962) La division du texte dans le ms. inédit des „Questiones super libro de animalibus" de Petrus Hispanus Portugalensis. Bulletin de la Société internationale pour l'étude de la philosophie médiévale: 118–126

Cruz Pontes JM da (1964) Pedro Hispano Portugalense e as controvérsias douctrinais do século XIII. A origem da alma. Coimbra

Cruz Pontes JM da (1972) A obra filosófica de Pedro Hispano Portugalense. Novos problemas textuais. Coimbra

Ferreira J (1955) O problema de Deus em Pedro Hispano. Filosofía 7:164–176

Ferreira J (1959) Presença do augustinismo avicenizante na teoría dos intelectos de Pedro Hispano. Braga

Ferreira J (1960) L'homme dans la doctrine de Pierre d'Espagne. L'homme et son destin. Actes du premier Congrès Internationale de Philosophie Médiéval. Louvain, Paris, pp 445–461

Ferreira J (1963) Introducao ao estudo do „Liber de anima" de Pedro Hispano. Revista Filosófia 9:177–198

Finke H (1928) Spanische Forschungen der Görresgesellschaft. Münster

Gama Caeiro F da (1963) História da filosofia em Portugal. Lisboa

Gama Caeiro F da (1966) Novos elementos sobre Pedro Hispano. Revista Portuguesa de Filosofia: 157–174

Geyer B (1937) Zu den Summulae logicales des Petrus Hispanus und Lambert von Auxerre. Philos Jb 50:511–513

Gorce MM (1931) Averroisme. Dictionnaire d'histoire et géographie ecclesiastique, V Paris

Grabmann M (1916) Forschungen über die lateinischen Aristotelesübersetzungen des XIII. Jahrhunderts. Münster

Grabmann M Mittelalterliches Geistesleben. Abhandlungen zur Geschichte der Scholastik und Mystik. Bd. I, München 1926; Bd. II, München 1936; Bd. III, München 1956.

Grabmann M (1928) Mittelalterliche lateinische Aristotelesübersetzungen und Aristoteleskommentare in Handschriften spanischer Bibliotheken. SB Bayer. Ak Wiss Philos-philol u hist Klasse. München, S 101–113

Grabmann M (1928) Reciente descubrimiento de obras de Petrus Hispanus (Papa Juan XXI., † 1277). Investigación y Progreso 2:85–86

Grabmann M (1928) Ein ungedrucktes Lehrbuch der Psychologie des Petrus Hispanus (Papst Johannes XXI., † 1277) im Cod. 3314 der Biblioteca national zu Madrid. Spanische Forschungen der Görresgesellschaft 1:166–173

Grabmann M (1928) Eine unbekannte und ungedruckte Schrift „De anima" des Petrus Hispanus (Papst Johannes XXI.). Theologische Revue 27:26

Grabmann M (1931) Der lateinische Averroismus des 13. Jahrhunderts und seine Stellung zur christlichen Weltanschauung. SB Bayer. Ak Wiss Phil-hist Abt München

Grabmann M (1936) Handschriftliche Forschungen und Funde zu den philosophischen Schriften des Petrus Hispanus, des späteren Papstes XXI. († 1277). SB Bayer. Ak Wiss Phil-hist Abt Jg 1936, Heft 9. München

Grabmann M (1938) Die Lehre vom intellectus possibilis und intellectus agens im Liber de anima des Petrus Hispanus, des späteren Papstes Johannes XXI. Arch d'hist doctr litt M A 11: 167–208

Grabmann M (1939) Methoden und Hilfsmittel des Aristotelesstudiums im Mittelalter. SB Bayer. Ak Wiss Phil-hist Abt München

Grabmann M (1941) Gentile da Cingoli, ein italienischer Aristoteleserklärer aus der Zeit Dantes. SB Bayer. Ak Wiss Phil-hist Abt München

Klibansky R, Panofsky E, Saxl F (1992) Saturn und Melancholie. Studien zur Geschichte der Naturphilosophie und Medizin, der Religion und der Kunst. Frankfurt

Köhler JT (1760) Vollständige Nachricht von Papst XXI., welcher unter dem Namen Petrus Hispanus als ein gelehrter Arzt und Weltweiser berühmt ist. Göttingen

Kohlmeier J (1969) Vita est actus primus. Der Zusammenhang der Lehre des Petrus Hispanus vom Leben als actus primus mit der neuplatonischen Tradition. Freiburger Zschr f Philosophie und Theologie 16:40–91; 287–320

Laurent MH (1934) Maître Pierre d'Espagne fut-il dominicain? Divus Thomas 39:34–45

Laurent MH (1938) Il soggiorno di Petro Ispano a Siena. Bolletino senese di storia patria, Nuova serie IX. Siena: p 42–47

Moniz E (1930) O Papa João XXI. Conferéntia pronunciada no terceiro Jubilero de Academia das Sciéncias de Lisboa, 1929. Lisboa

Moreira de Sá A (1949) O papa João XXI., filósofo e politico. Porta

Moreira de Sá A (1954) Pedro Hispano e a Crise de 1277 de Universidade de Paris. Coimbra

Moreira de Sá A (1955) Pedro Hispano, Prior da Igreja de St.ª Maria de Guimarães. Coimbra

Moreira de Sá A (1956) Um grande filósofo europeu. Braga

Neuburger M (1911) Geschichte der Medizin, II. Stuttgart

Ober WB, Conway AJ (1965) John XXI – Ophthalmologist, Professor of Physic, Pope. The New England Journal of Medicine 273:39–40

Petella JB (1897/98) Les connaissances oculistiques d'un médecin philosophe devenue Pape. Janus 2:405–420; 570–596

Petella JB (1899) Sull'identità di Pietro Ispano medico in Siena e poi Papa col filosofo dantesco. Bolletino senese di storia patria 6:277–329

Prantl C (1866) Geschichte der Logik im Abendlande, III. Leipzig

Prantl C (1867) Michael Psellus und Petrus Hispanus: eine Rechtfertigung. Leipzig

Riesman D (1923) A Phisician in the Papel Chair. Ann Med Hist 5:291–300

Rijk LM de (1972) Peter of Spain (Petrus Hispanus Portugalensis) „Tractatus" called afterwards „Summulae logicales". In: Philosophical Texts and Studies 22. Assen

Rijk LM de (1970) On the Life of Peter of Spain, the author of Tractatus, called afterwards „Summulae logicales". Vivarium 8:123–154

Rocha Pereira MH da (1952) Considerções à morgem do Texto do „Thesaurus Pauperum". Revista Portuguesa de filosofia 5:315–325

Rocha Pereira MH da (1954) Notes lexicographiques sur le „Thesaurus pauperum". Archivum Latinitatis Medii Aevi 24:227–270

Rocha Pereira MH da (1962) Um manuscripto inédito do „Liber de conservanda sanitate" de Pedro Hispano. Porto

Rocha Pereira MH da (1973) Pedro Hispano, Obras médicas. In: Acta universitatis Conimbrigensis. Coimbra

Rocha Pereira I da (1968) O canonista Petrus Hispanus Portugalensis. Arquivos de História da Cultura Portuguesa, II. Lisboa
Rose V (1867) Pseudo-Psellus und Petrus Hispanus. Hermes 2:146–147
Sarton G (1931) Introduction to the History of Science, vol II, 2. Baltimore, p 889–892
Schipperges H (1960) Makrobiotik bei Petrus Hispanus. Sudhoffs Arch Gesch Med Naturw 44: 129–155
Schipperges H (1960) Der Stufenbau der Natur im Weltbild des Petrus Hispanus. Gesnerus 17: 14–29
Schipperges H (1961) Arzt im Purpur. Leben und Werk des Petrus Hispanus. Materia Medica Nordmark 13:591–600
Schipperges H (1961) Zur Psychologie und Psychiatrie des Petrus Hispanus. Confin psychiatr 4: 137–157
Schipperges H (1964) Die Assimilation der arabischen Medizin durch das lateinische Mittelalter. Wiesbaden
Schipperges H (1967) Eine noch nicht veröffentlichte Summa medicinae des Petrus Hispanus in der Biblioteca Nacional zu Madrid. Sudhoffs Arch Gesch Med Naturw 51:187–189
Schipperges H (1967) Grundzüge einer scholastischen Anthropologie bei Petrus Hispanus. In: Portugiesische Forschungen der Görresgesellschaft, Bd 7. Münster, S 1–51
Schipperges H (1967) Melancolia als ein mittelalterlicher Sammelbegriff für Wahnvorstellungen. Studium Generale 20
Schipperges H (1968) Handschriftliche Untersuchungen zur Rezeption des Petrus Hispanus in die „Opera Ysaac" (Lyon 1515). In: Festschrift G Eis: 311–318
Schipperges H (1968) Handschriftliche Untersuchungen zum Arabismus in spanischen Bibliotheken. Sudhoffs Arch Gesch Med Naturw 52:3–29
Schipperges H (1972) Zur Unterscheidung des „physicus" vom „medicus" bei Petrus Hispanus. In: III° Congresso Nacional de Historia de la Medicina, Valencia 1969, vol III:321–327
Schipperges H (1979) „Ordnung verlängert unser Leben". Zur Diätetik des Petrus Hispanus – Arzt und Papst. Die Heilkunst 92, H 5
Schipperges H (1984) Petrus Hispanus. In: Exempla historica. Epochen der Weltgeschichte in Biographien. Frankfurt, Bd 14, S 137–154
Schlögel A (1965) Die Erkenntnispsychologie und ihre Voraussetzungen in den dem Petrus Hispanus zugeschriebenen Werken mit besonderer Berücksichtigung der Selbsterkenntnislehre. Eine historisch-genetische Untersuchung. Rom
Simonin H (1930) Les „Summulae logicales" des Petrus Hispanus. Arch d'hist doctr et lit du moyen âge 5:247–278
Simonin H (1935) Magister Petrus Hispanus. Arch Fratrum Praedicatorum 5:340–343
Stapper R (1897) Die Summulae logicales des Petrus Hispanus und ihr Verhältnis zu Michael Psellus. In: Festschr. 1100jähriges Jubiläum des deutschen Campo Santo in Rom. Freiburg, S 130–138
Stapper R (1898) Papst Johannes XXI. Eine Monographie. Münster
Stapper R (1898) Pietro Hispano ed il suo soggiorno in Siena. Bolletino senese di storia patria 5: 424–429
Steenberghen F van (1955) Aristotle in the West. Louvain
Sudhoff K (1918) Eine kurze Diätetik für Verwundete von Petrus Compostellanus (Petrus Hispanus). In: Studien zur Gesch d Med H 11/12: S 395–398
Sudhoff K (1934) Petrus Hispanus, richtiger Lusitanus, Professor der Medizin und Philosophie, schließlich Papst Johannes XXI. Med Welt: 1–10
Telle J (1972) Petrus Hispanus in der altdeutschen Medizinliteratur. Untersuchungen und Texte unter besonderer Berücksichtigung des „Thesaurus pauperum". Phil Diss Heidelberg
Telle J (1988) Petrus Hispanus. In: Die deutsche Literatur des Mittelalters. Verfasserlexikon, Bd 7: Sp 504–511
Thorndike L (1923) A History of Magic and Experimental Science. vol 11: New York, 488–516
Thurot C (1864) De la logique de Pierre d'Espagne. Revue archéol: 267–281
Vera F (1933/34) La cultura española medieval. Datos biobibliograficos para su historia. vol I–II. Madrid

Villard H (1939) Un oculiste devenue Pape. Pietro Hispano. Jean XXI. Traité d'Ophtalmologie. Paris

Wack MF (1986) The measure of Pleasure: Peter of Spain on Men, Woman, and Lovesickness. Viator 17

Wack MF (1990) Lovesickness in the Middle Ages. Philadelphia

Wieland W (1985) Prolegomena zum Zeitbegriff. In: Pathogenese. Hrsg H Schipperges. Berlin, Heidelberg, New York, S 7–31

Wilke W (1924) Der Arzt Petrus Hispanus und seine Bedeutung für die Zahnheilkunde. Med Diss Leipzig

Wingate SD (1931) The Mediaeval Latin Versions of the Aristotelian Scientific Corpus, with special reference to the biological works. London